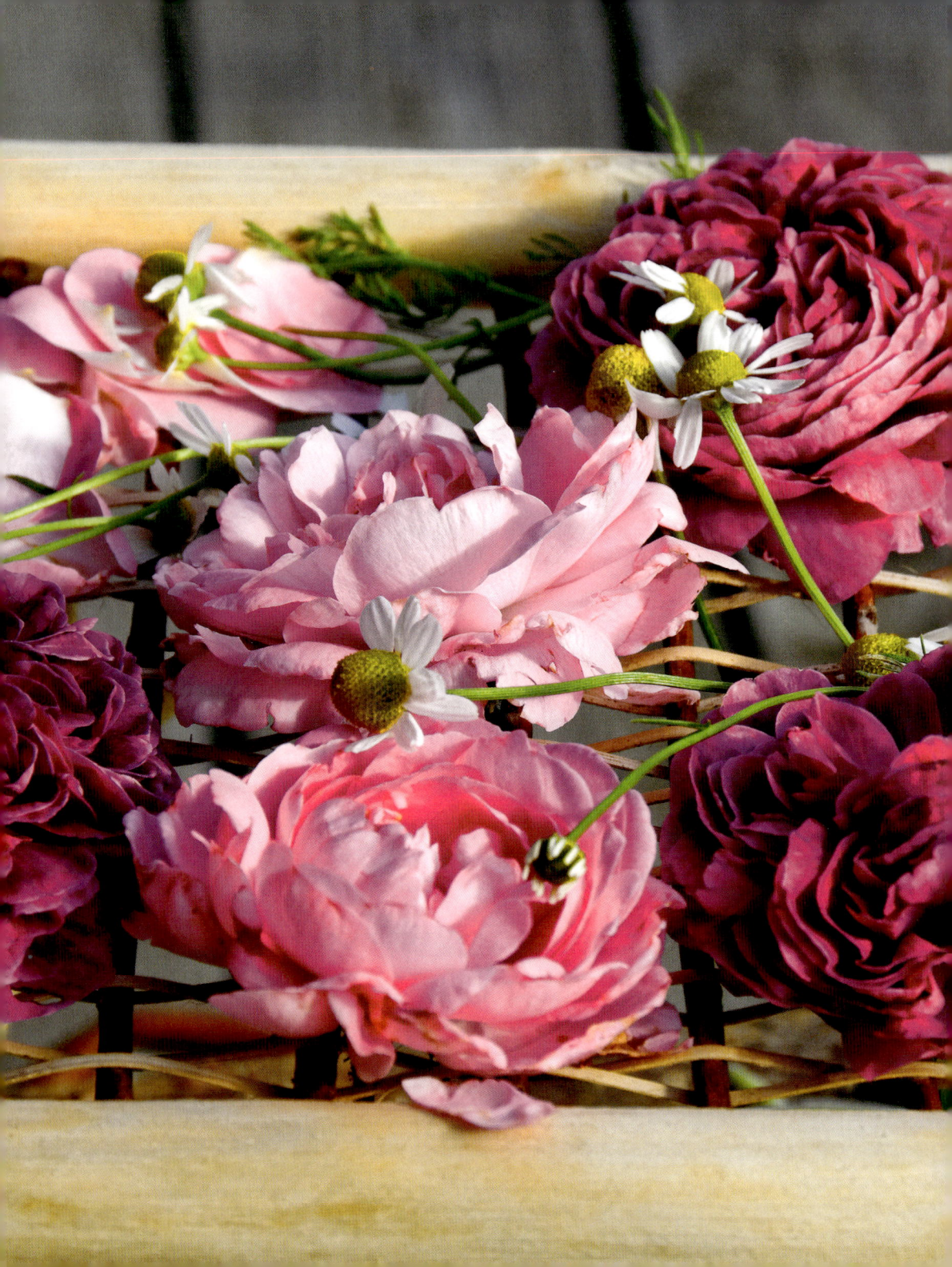

Katharina Bodenstein
Jutta Schneider

Naturkosmetik
aus dem Garten

Fotos: Jutta Schneider
Konzept und Texte: Katharina Bodenstein

Jan Thorbecke Verlag

VERLAGSGRUPPE PATMOS

PATMOS
ESCHBACH
GRÜNEWALD
THORBECKE
SCHWABEN

Die Verlagsgruppe
mit Sinn für das Leben

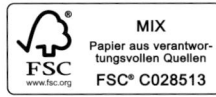

Für die im Buch veröffentlichten Angaben und praktischen Hinweisen sowie für die Rezepte kann keine Gewähr übernommen werden. Im Zweifelsfall empfiehlt es sich, bei Hautproblemen sowie Lebensmittelallergien Rücksprache mit einem Facharzt zu halten, um Haut- und tiefer gehende Krankheiten auszuschließen. Wer unsicher ist, ob er die Pflanzenkosmetik verträgt, tupft etwas von der Mischung auf eine kleine Hautstelle auf, wie beispielsweise der Armbeuge und sieht 12 Stunden nach, ob die Stelle Rötungen oder Pickel zeigt. Die abgedruckten Informationen sind nach bestem Wissen zusammengestellt, dennoch übernehmen weder die Autorin noch der Verlag die Haftung für Schäden, welcher Art auch immer, die sich direkt oder indirekt aus dem Gebrauch der hier vorgestellten Anwendungen ergeben könnten.

Für die Schwabenverlag AG ist Nachhaltigkeit ein wichtiger Maßstab ihres Handelns. Wir achten daher auf den Einsatz umweltschonender Ressourcen und Materialien. Dieses Buch wurde auf FSC®-zertifiziertem Papier gedruckt. FSC (Forest Stewardship Council®) ist eine nicht staatliche, gemeinnützige Organisation, die sich für eine ökologische und sozial verantwortliche Nutzung der Wälder unserer Erde einsetzt.

Umschlaggestaltung:
Finken & Bumiller, Stuttgart
Umschlagabbildung:
Jutta Schneider
Druck: Süddeutsche Verlagsgesellschaft, Ulm
Hergestellt in Deutschland
ISBN 978-3-7995-0743-1

Inhalt

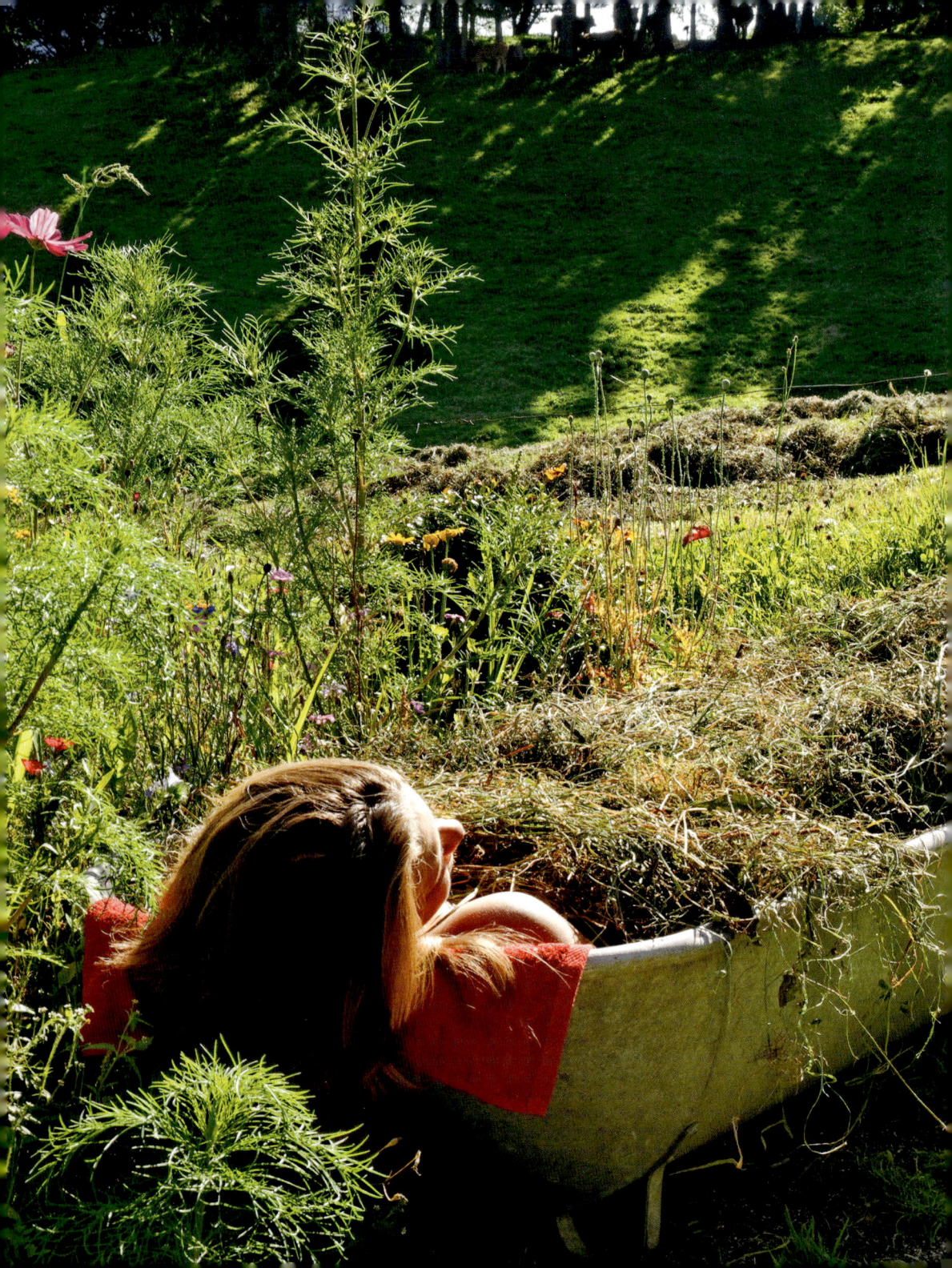

Vorwort

❉ Was liegt näher als frisches Obst, Gemüse und Kräuter für unsere Schönheit zu nutzen? Blüten, Blätter und Früchte aus Natur und Garten verwöhnen Haut und Haar ebenso wie unseren Gaumen. Es ist Kosmetik beinahe zum Nulltarif, die sich im Handumdrehen anrühren lässt. Das Wellnessprogramm für zu Hause können Sie rund ums Jahr starten, wobei es mit Familie und Freunden doppelt so viel Spaß macht. Wer zu Allergien neigt sowie Schwangere und Stillende besprechen sich im Zweifelsfall mit ihrem Arzt oder verzichten besser.

Viel Freude beim Ausprobieren wünscht

Katharina Bodenstein

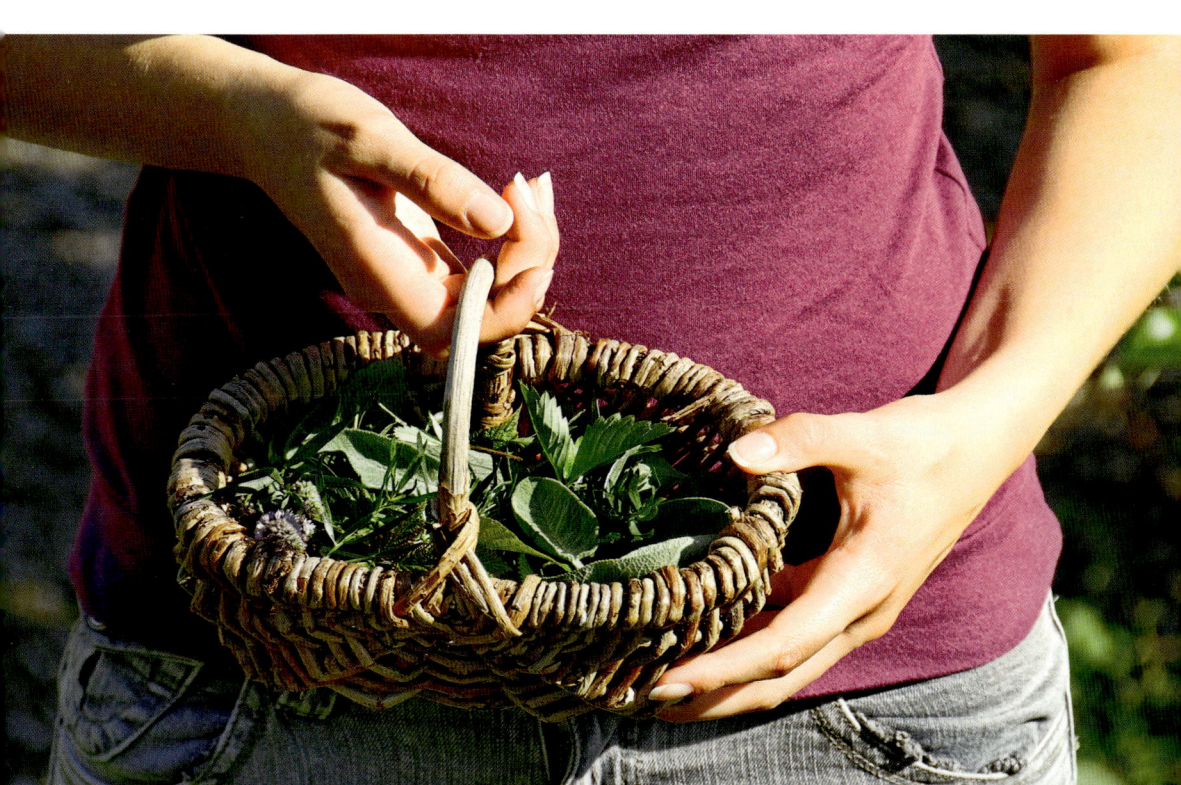

Frische Kosmetik aus dem Garten

✳ Sich mit frischer Kosmetik aus Natur und Garten zu verwöhnen gelingt leicht und schnell, macht Spaß und spendet ein Maximum an Wirkstoffen. Obst, Gemüse und Kräuter fördern rund ums Jahr das Wohlbefinden. Mit Zutaten aus der Küche wie Quark, Honig oder Heilerde entsteht mit wenigen Handgriffen wirkungsvolle Naturkosmetik: Ein duftendes Körpergel, eine erfrischende Maske oder ein entspannendes Bad helfen aufzutanken. Die vorgestellten Verwöhnrezepte stecken voller wertvoller Inhaltsstoffe und sind frei von Konservierungsmitteln.

Das Herantasten an die Wohlfühlkosmetik ist einfach, denn es gilt: Was essbar und gut verträglich ist – wie Obst, Gemüse und Kräuter – kann man auch auf das Gesicht aufbringen oder damit den Körper verwöhnen: Gurken-Aloe- oder Erdbeermaske, Malvenbad, Lavendelessig, Tomaten-Peeling oder die Traubenkur bieten sich für die Wellness- und Schönheitskur zu Hause an.

Ein hausgemachtes Verwöhnprogramm gestaltet sich abwechslungsreich, da die Zutaten je nach Jahreszeit variieren. So pflegen wir uns im Takt der Jahreszeiten und leben stärker im Einklang mit der Natur.

Zum längeren Aufbewahren eignen sich die Zubereitungen meistens nicht, doch lassen sich die Zutaten im Nu zusammenrühren, wenn man sie braucht. Ein zusätzlicher Pluspunkt ist, dass die Naturkosmetik aus dem Garten kaum Kosten verursacht.

Die Mischungen kannten teilweise unsere Großmütter, die sich zu helfen wussten, ehe es käufliche Schönheitspflege gab. Die meisten alten Rezepte sind verblüffend aktuell, da die moderne Wissenschaft belegt, was einst von Generation zu Generation weitergegeben wurde. Dieses Wissen macht unabhängiger von käuflichen Produkten, die beispielsweise Konservierungs- und Duftstoffe enthalten, von denen wir oft nicht wissen, ob wir sie vertragen.

Beim Zubereiten der Rezepte verschwimmen die Grenzen zwischen genießen, pflegen und kochen, da wir beispielsweise ein Erdbeerpüree schlemmen können, während es auf unserem Gesicht Wunder vollbringt.

Für das Zubereiten der Rezepte sind lediglich haushaltsübliche Utensilien nötig: eine Küchenwaage, ein Messbecher, Glasschälchen, Schneidebretter, ein Trichter, Rührbesen, Holzkochlöffel sowie mit kochendem Wasser gereinigte Gläser und Flaschen mit Schraubverschluss. Pflanzliche Zutaten finden sich außer im Garten auch auf einem Streifzug durch die Natur sowie auf Obst- und Gemüsemärkten, während getrocknete Ware auch in Apotheken, im Kräuterhandel oder in Reformhäusern erhältlich ist.

Wer auf einzelne Lebensmittel allergisch reagiert, verträgt sie auch auf der Haut womöglich nicht und verzichtet besser. Wen Allergien plagen, der berät sich besser zuvor mit einem Hautarzt und Allergologen, ehe es ans Ausprobieren geht. Wenn man unsicher ist, kann man Mischungen an einer kleinen Hautstelle ausprobieren, beispielsweise auf der Armbeuge, und 12 Stunden später nachsehen, ob sich an dieser Stelle Hautrötungen oder Pickel zeigen.

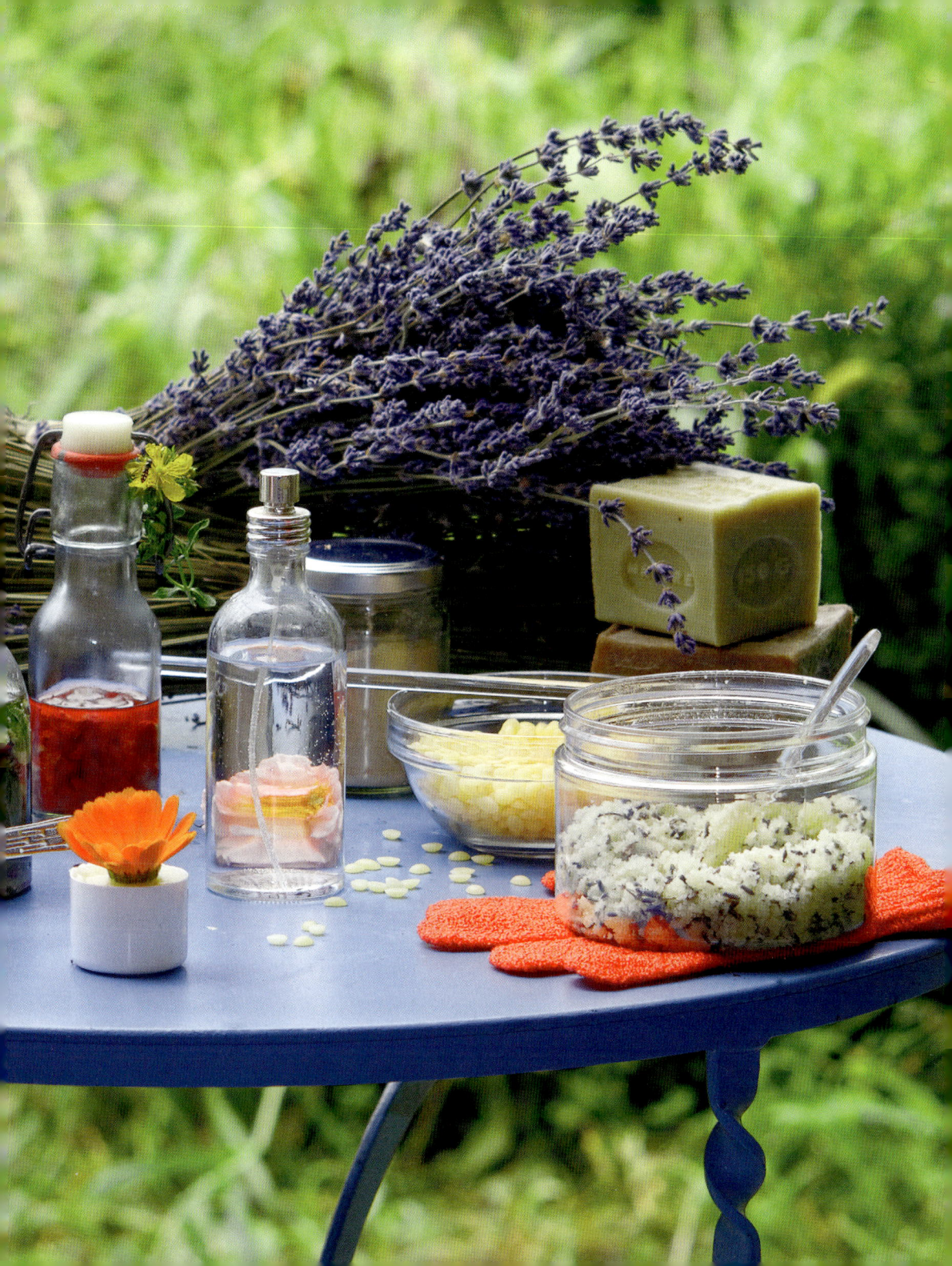

Auf die Haut kommt es an

Die Haut aller Menschen will gut genährt, befeuchtet, geschützt und gereinigt sein. Doch gibt es verschiedene Faktoren wie Lebensalter, Erbanlagen und Lebensumstände, die unterschiedliche Hautzustände hervorrufen. Diese Hauttypen teilen wir in Kategorien wie „fettig", „trocken", „normal", oder „empfindlich" ein.

Normale Haut Sie zeigt sich geschmeidig und glatt, unempfindlich und gut durchblutet. Die Poren sind kaum sichtbar, und Hautunreinheiten treten nur selten auf. Die Sekretion der Talg- und Schweißdrüsen ist weder vermindert noch erhöht. Wichtig ist, diese Haut gründlich und schonend wie mit wertvollen Ölen zu reinigen.

Fettige Haut Glänzt die Haut leicht und besitzt eher große Poren und einen fahlen Farbton? Dann haben Sie fettige Haut, die den Vorteil hat, langsamer als andere Hauttypen zu altern. Mitunter rät man in diesem Fall zu häufigen Peelings, entfettenden Reinigungsmitteln und scharfen Gesichtswassern sowie Fett entziehenden Produkten, die die Fettproduktion jedoch nur ankurbeln. Als milde Alternativen empfehlen sich erfrischende Gesichtslotionen ohne Alkohol, leichte, flüssige Reinigungsmittel sowie Gesichtsmasken, die auf fettige Haut abgestimmt sind.
❋ *Tipp:* **Mit einem Taschentuch, das man auf das Gesicht legt und zart andrückt, kann man Fett aufsaugen, ohne das Make-up in Mitleidenschaft zu ziehen.**

Trockene Haut Spannt ihre Haut leicht oder reagiert schnell empfindlich? Neigt sie zu Rötungen oder schuppt sie sich? Wenn Sie einen oder mehrere Punkte positiv beantworten, besitzen Sie trockene Haut. Diese neigt zum Faltigwerden, da ihr die Elastizität fehlt. Wichtig ist, alkoholhaltigen Mittel – etwa beim Abschminken – sowie Seife zu vermeiden. Besser sind nährende Feuchtigkeitsspender, reichhaltige, hydrierende Reinigungsmittel, Gesichtsöle für nachts sowie feuchtigkeitsspendende Masken.

Empfindliche Haut Ist ihre Haut rasch gerötet, gespannt, schuppig oder juckt, schmerzt und neigt zu Allergien? Dann besitzen Sie trockene Haut, die sehr sensibel reagiert. Behandeln Sie diese wie trockene Haut und machen im Zweifel besser einen Hauttest, ehe Sie ein neues Naturkosmetikprodukt ausprobieren.

Altershaut Mit zunehmenden Lebensjahren wird die Haut trockener, dünner, rauer, weniger straff und elastisch. Reife Haut wird ähnlich wie trockene Haut gepflegt, wobei neben Feuchtigkeitsspendern sanfte Massagen gut tun, die den Stoffwechsel im Gesicht anregen, sowie Kräuterkompressen, die für pflegende Stoffe empfänglich machen. Außerdem stehen Produkte im Vordergrund, deren Wirkstoffe dem Altern entgegenwirken, beispielsweise Antioxidantien wie Vitamin C und E, Vitamin B3, Niacin sowie körpereigene Eiweißbausteine, sogenannte Aminopeptide.

Mischhaut   Oft sind Stirn, Nase und Kinn eher glänzend und fettig, während die Wangen trocken sind und sogar spannen? Dann besitzen sie Mischhaut, die Sie besser zweigleisig pflegen. Während beispielsweise fettige Partien mit einem Reinigungsmittel für fette Haut behandelt werden, bekommen ihre Wangen viel Feuchtigkeit.

Problemhaut   Die Haut zeigt Rötungen, wund wirkende Stellen und häufig Flecken? Dann gehen Sie sanft mit dieser meist fettigen Haut um und muten ihr keine scharfen Mittel zu. Teenies verzichten beispielsweise auf hautschälende Peelings, die die Fettproduktion nur ankurbeln und immer neue Pickel produzieren, sondern setzen auf adstringierende, beruhigende Mittel wie eine Tonerde-Kamille-Packung.

Hauttyp selbst testen   Mit diesem Test stellen Sie schnell fest, welcher Hauttyp Sie sind: Reinigen Sie zunächst ihr Gesicht gründlich und bedecken ein paar Stunden später verschiedene Stellen im Gesicht wie Stirn, Nasenflügel, Wangen und Kinn mit einem Pergamentpapier („Butterbrotpapier"), das sie leicht andrücken. Weist das Papier auf der ganzen Fläche Flecken auf, ist die Haut fettig, während eine trockene oder normale Haut keine Flecken hinterlässt. Zeigt sich dagegen ein T-förmiger Abdruck von Stirn und Nase, besitzen Sie eine Mischhaut.

Inhaltsstoffe

Pflanzen sowie Zutaten aus dem Haushalt wie Quark und Eier besitzen Inhaltsstoffe, die heilen, pflegen und die Haut verschönern:
Ätherische Öle duften nicht nur angenehm und regen den Organismus an, sie beleben, entkrampfen und heilen die Haut. Sie sind meist Gemische aus verschiedenen Stoffen, die in Blüten, Blättern und Früchten, seltener auch in Wurzeln vorkommen. Ihre intensiven Düfte wirken stimulierend auf die Seele: in Bädern und Einreibungen beispielsweise zum Entspannen (Melisse) oder Anregen (Rosmarin); als Zusätze zum Desinfizieren des Mund- und Rachenraums (Salbei); als Mittel zur Insektenabwehr (Lavendel, Geranium); zum Beruhigen der Haut (Melisse oder Lavendel). Ätherische Öle können hautreizend sein, daher sollten die reinen Öle nicht direkt auf die Haut gebracht werden. Ätherische Öle verwenden Schwangere, Stillende und Allergiker besser nur in Rücksprache mit Ihrem Arzt.

Gerbstoffe sind wasserlösliche Verbindungen, die zusammenziehend, austrocknend und entzündungshemmend wirken, da sie mit den Eiweißen der oberen Haut- und Schleimhaut reagieren. Gerbstoffe sind beispielsweise im Salbei, in der Eichenrinde und in vielen Rosengewächsen zu finden. Wir können sie beispielsweise im Schwarzen Tee schmecken, da sie „den Mund zusammenziehen". Verantwortlich hierfür ist die entstandene Eiweiß-Gerbstoff-Verbindung von Speichel und Schleimhaut im Mund.

Schleimstoffe, wie sie beispielsweise Malven- und Lindenblüten, Eibischwurzel und -blätter bereithalten, umhüllen die Haut wie ein Schutzschild und wirken auf diese Weise heilend, glättend, reizlindernd und besänftigend. Schleimstoffe lösen sich in Wasser, binden dieses und quellen auf. Schleime wie Pektin kommen oft in reifen Früchten wie Äpfeln und in der Quitte vor.

Weitere Wirkstoffe wie **Saponine, Schwefel und Glykoside** sind reinigend, antiseptisch und fördern die Sekretion.

Oft ist es gerade die Kombination vieler Inhaltsstoffe in einer Pflanze, die sie dem einzelnen Wirkstoff überlegen macht.

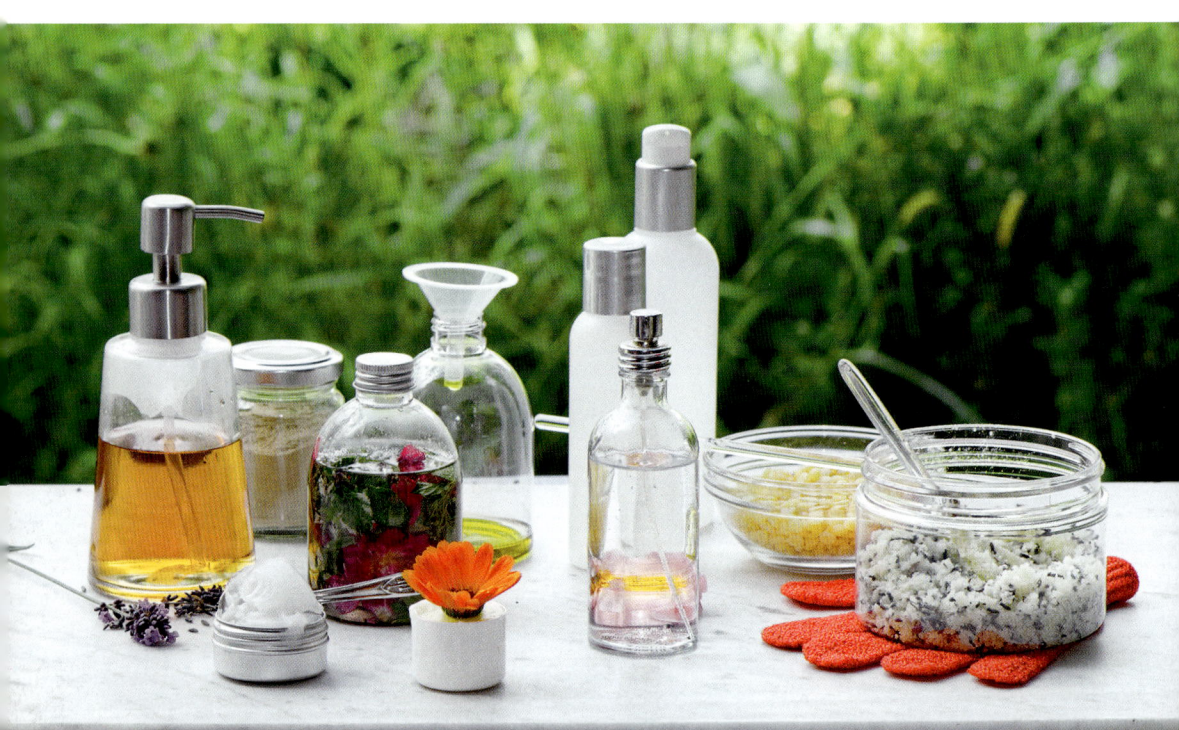

Das ABC der Schönheitspflege

❋ Auf den folgenden Seiten finden Sie verschiedene Möglichkeiten, sich Gutes zu tun: Von der Maske und Kompresse bis zum Körperöl – hier das ABC der Schönheitspflege:

Baden streichelt die Seele
Es ist immer wieder ein Luxus, in die Wanne zu steigen: zum Entspannen, Durchatmen ebenso wie zum Vitalisieren und Erfrischen – dem Badewasser lassen sich verschiedene Pflanzenauszüge zugeben, die in beinahe allen Lebenslagen helfen (siehe: *Einmaleins der Dampfbad-Kräuter, S. 12*).

Dampfbäder öffnen die Poren
Dampfbäder öffnen die Poren, wirken entzündungshemmend, reinigend, fördern die Durchblutung der Haut und machen diese weich und aufnahmefähig für Wirkstoffe. Außerdem befeuchten sie die Atemwege.

Wer in hautärztlicher Behandlung ist, sollte eine Anwendung vorher mit dem Arzt besprechen. Ätherische Öle können Hautprobleme verschärfen bzw. die Wirkung homöopathischer Mittel beeinträchtigen.

Zunächst die Haare mit einem Stirnband aus dem Gesicht nehmen, dann die Haut gründlich reinigen und trockentupfen.

2 Liter Wasser zum Kochen bringen und eine bis zwei Handvoll oder eine Tasse frische oder getrocknete Kräuter zugeben. Ein Handtuch über den Kopf legen und das Gesicht so über das Gefäß halten, dass keine aromatischen Dämpfe entweichen und es warm, aber nicht

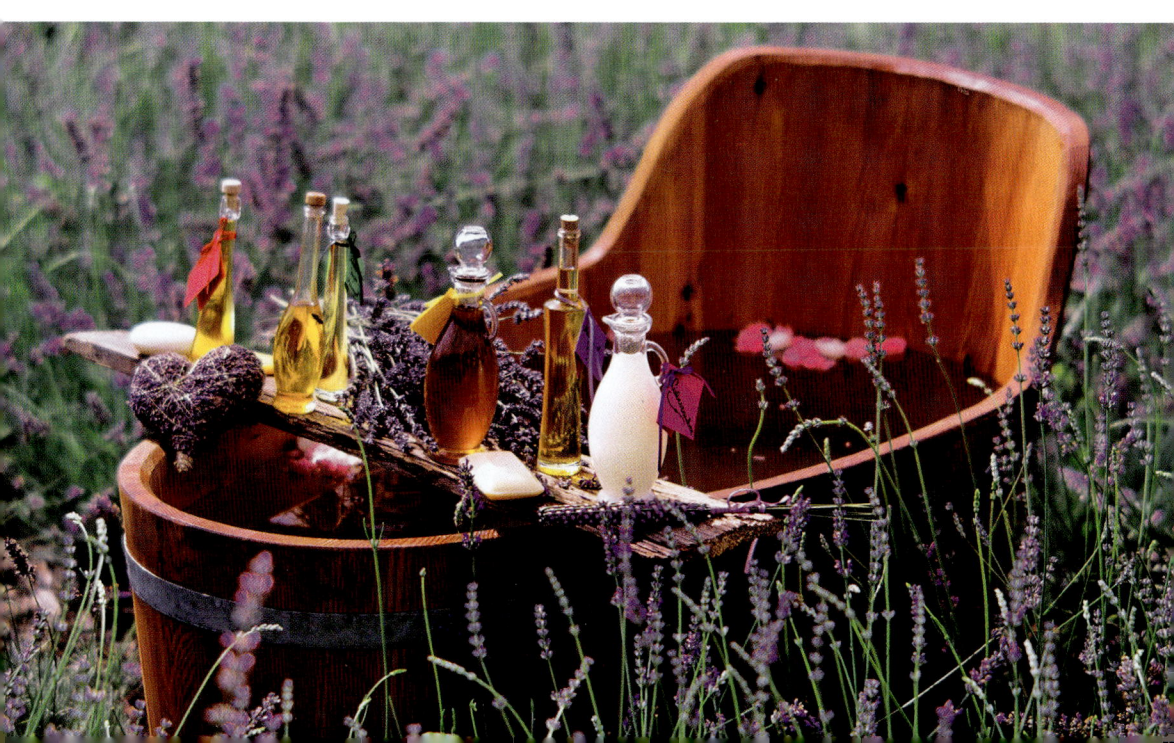

zu heiß ist. Die Dämpfe 5 bis 10 Minuten einwirken lassen. Danach die Haut trockentupfen, mit lauwarmem bis kaltem Wasser nachspülen, dann die Haut eincremen.
Alternativ erfrischt danach eine kalte Kompresse: Dazu einfach ein angefeuchtetes Tuch
in den Kühlschrank legen und damit das
Gesicht erfrischen.

Einmaleins der Dampfbad-Kräuter

Echter Ehrenpreis (klärend bei pickeliger
Haut), Huflattich (leicht entzündliche Haut),
Kamille (beruhigend), Lindenblüten (bei trockener Haut), Melisse (reinigend), Ringelblume (beruhigend bei leicht entzündlicher
Haut, ca. 10 Minuten bei fettiger, nur 2 bis
3 Minuten bei trockener Haut), Rosenblätter
(reinigend, belebend), Rosmarin (durchblutungsfördernd, reinigend), Salbei (heilend,
klärend), Weißdornblüten (bei gereizter, trockener Haut).
Normale Haut: Kamille, Lindenblüten, Rosen
Fettige Haut: Brennnessel, Petersilie, Pfefferminze, Rosmarin, Salbei, Thymian
Trockene Haut: Fenchel, Kamille, Lindenblüten, Malvenblüten, Rosen
Mischhaut: Kamille, Lindenblüten, Salbei

Kompressen wirken tiefgründig
Die
warme Kompresse ist die Alternative zum
Dampfbad, beispielsweise bei geplatzten
Äderchen auf der Nase. Sie wird wie folgt zube-
reitet: einen Kräutersud herstellen, ein Baum-
wolltuch damit tränken, auswringen, mittig
auf das Gesicht legen und auseinanderfalten.
Ein Frotteehandtuch darüber legen, um die
Wärme zu halten. Anregend und erfrischend
wirkt ein Wechsel von warmen und kalten
Kompressen.
Für normale und trockene Haut eignen sich
lauwarme und oder kalte Kompressen mit

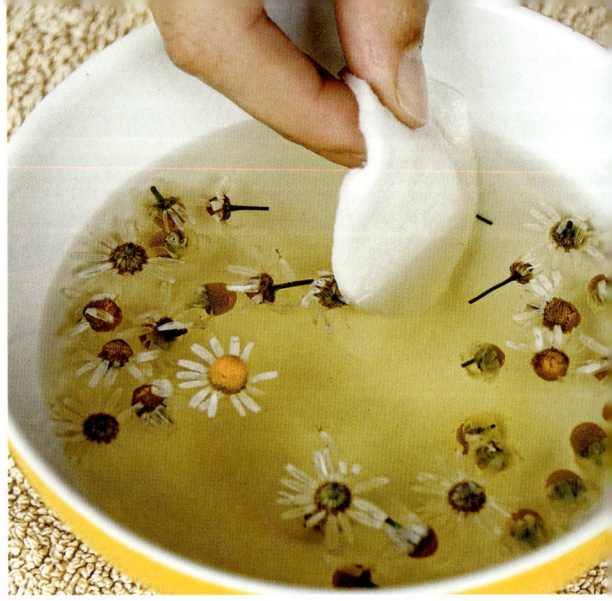

Kamille, Lindenblüten und Rosenblüten.
Für unreine, fettige Haut sind abwechselnd
heiße und kalte Kompressen mit Rosmarin,
Pfefferminze und Thymian empfehlenswert.
Bei Mischhaut setzen Kräuterkenner auf
warme Kompressen mit Salbei, Lindenblüten
und Kamille, die Sie auch partiell, beispiels-
weise auf die Stirnpartie, auflegen können.
Nach der Kompresse wirkt ein Peeling, eine
Maske oder Packung noch mal so gut.

Peeling erwünscht – und die Haut lebt auf

Bei den vorgestellten Peelings werden die
oberste Hautschicht (Hornschicht) sowie
überschüssiger Talg und abgestorbene Hautschüppchen entfernt. Dies empfiehlt sich vor
allem bei fettiger, unreiner Haut. Ein Peeling
macht die Haut elastischer und fester, verbessert das Aufnehmen von Wirkstoffen und akti-
viert die hauteigene Collagen- und Elastinpro-
duktion.
Ein Peeling fürs Gesicht, den Körper, das
Dekolleté oder die Hände kann man sich etwa
einmal wöchentlich gönnen. Dafür reinigt
man zuvor die Haut oder bereitet diese mit

einer Kompresse oder mit einem Dampfbad auf die Prozedur vor.

Das Peeling trägt man mit einem Pinsel oder mit den Fingern auf und spart die Lippen- und Augenpartie sowie den Hals rechts und links unterhalb des Kehlkopfs aus. Wenn die Mischung eingewirkt hat und fast getrocknet ist, wird sie sanft, ohne die Haut zu zerren, mit den Fingern abgerubbelt. Wer merkt, dass ihm das nicht gut tut, beispielsweise bei Akne, spült die Masse besser mit lauwarmem Wasser ab und wäscht kalt nach. Nach der Prozedur können Sie die Haut mit Masken und Packungen weiter verwöhnen oder stattdessen eine nährende Hautcreme auftragen. Wer Besenreiser hat, verzichtet besser auf ein Peeling. Für Peelings, die die Haut mechanisch reinigen, eignen sich beispielsweise gemahlene Haferflocken, Tonerde, Zucker, Meersalz. Fruchtsäuren, etwa von gequetschten Erdbeeren oder geriebenen Äpfeln, verstärken die Wirkung.

Masken und Packungen nähren und pflegen

Viele Zutaten, die sich in der Küche finden, ergeben wirkungsvolle Masken, die nähren, beruhigen, straffen, heilen oder den Teint glätten.

Wasserhaltiges Obst und Gemüse wie Tomate und Gurke sind Mineralienspender vor allem für normale und unreine Haut. Sie erfrischen, klären und reinigen, während fettreiche Früchte wie Avocados trockene und reife Haut nähren. Milchprodukte, Honig und Eier geben pflegende Inhaltsstoffe frei, zu denen sich Kräuter und -auszüge mischen lassen.

Wer sich eine Maske gönnt, rührt die Zutaten zu einer cremigen Masse und trägt diese mit einem Pinsel oder mit den Fingern etwa spateldick auf, spart die Augen- und Mundpartie aus und lässt die Masse 10 bis 15 Minuten ein-

wirken. Anschließend spült man das Gemisch mit lauwarmem Wasser ab oder tupft es mit einem feuchten Handtuch ab. Wenn die Haut danach spannt, cremt man sie nach der Maske ein. Masken trocknen auf dem Gesicht zu einer festen, luftundurchlässigen Schicht, weshalb sie anfangen zu spannen. Wer diesen Effekt nicht schätzt, deckt die Maske mit einem angefeuchteten, warmen Handtuch ab. Diese Anwendung nennt sich Packung. Der Vorteil: Sie bleibt durchlässig für Luft, Wärme und Flüssigkeit.

Öle und Salben voller Wirkstoffe

Das Geheimnis einer guten Hautcreme ist der Ölansatz – und die darin wirkenden Kräuter. Viele Öle setzt man besser im Frühjahr und im Sommer an, da dann die Auswahl frischer Kräuter groß ist und sich die Flaschen in der Wärme aufstellen lassen, um Wirkstoffe wie ätherische Öle auszuziehen. Kräuteröle brauchen etwa drei Wochen, bis die Wirkstoffe ins Öl übergegangen sind. Dann kann man sie beispielsweise über ein Mulltuch in Braunglasflaschen abseihen.

Später lagert man die Flaschen in einem kühlen Raum. Man kann die Kräuter auch erst dann abseihen, wenn man das Öl verarbeitet, also die Salbe mischen will. Als Ölbasis empfiehlt sich beispielsweise neutral riechendes Sonnenblumenöl. Wichtig ist immer, alle Kräuterteile mit Flüssigkeit zu bedecken. Obwohl die selbst gemachten Hautsalben keine Konservierungsstoffe enthalten, kann man sie – bei normaler Aufbewahrung im Bad – mehrere Monate bis etwa ein Jahr verwenden. In den Salben ist kein Wasser enthalten, so dass Bakterien und Keimen die Nahrungsgrundlage fehlt. Die Inhaltsstoffe können höchstens ranzig werden – was man aber sofort riecht.

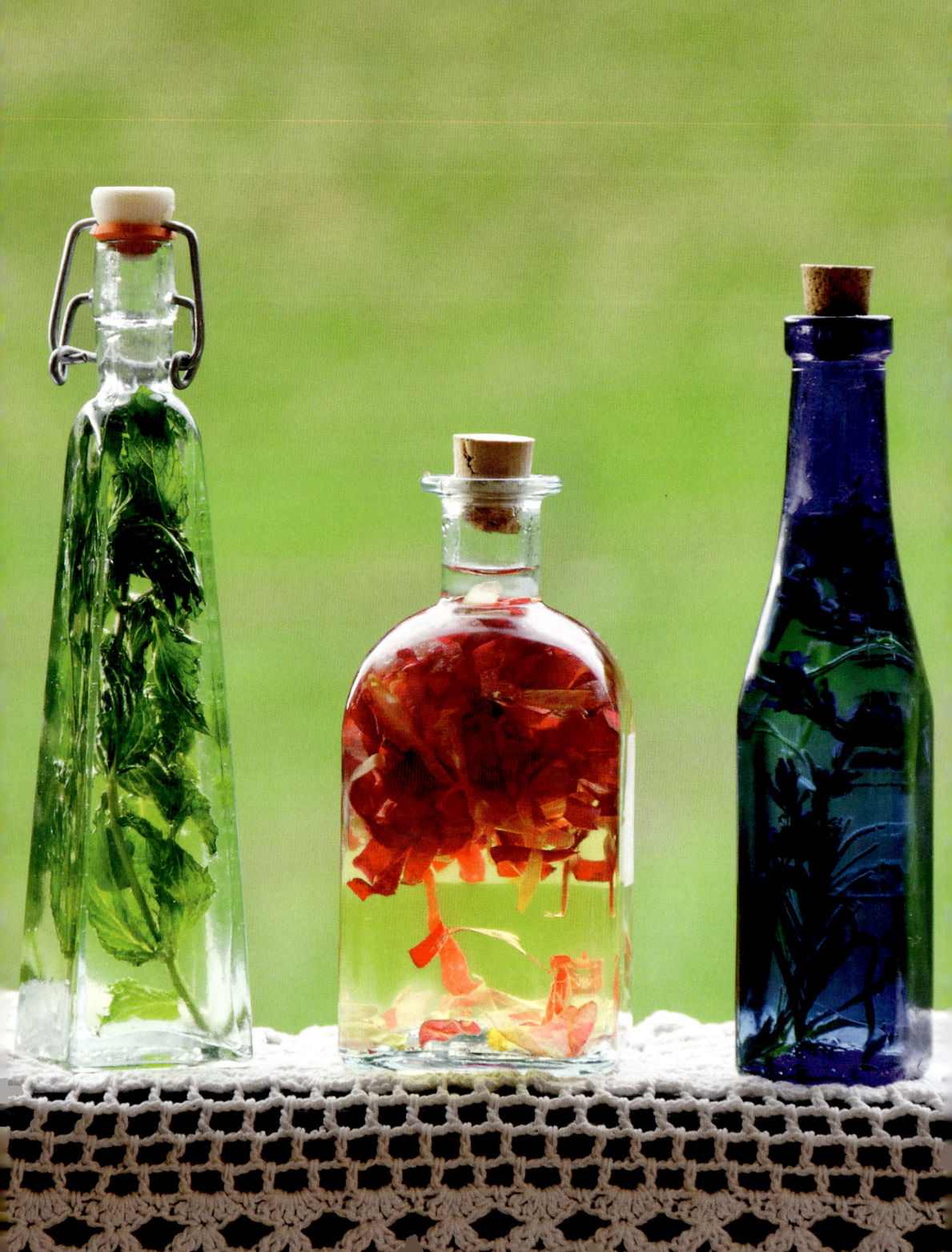

Kräuteröl-Grundrezept

10 g getrocknete Pflanzenteile wie Ringelblume, Brennnessel, Gänseblümchen, Pfefferminze, Schafgarbe, Holunderblüten, Rosenblüten
$^{1}/_{2}$ l Sonnenblumenöl

Pflanzenteile in ein helles Glas mit weitem Schraubverschluss schichten, mit Öl auffüllen, und etwa 4 Wochen in der Wärme stehen lassen. Danach an einem dunklen Ort wie im Keller lagern und die Pflanzenteile erst dann abseihen, wenn man die Salbe anrühren will.

Hautsalbe-Basisrezept

Aus Öl und Bienenwachs wird zunächst eine Creme-Basis gemischt (siehe auch Öl und Bienenwachs, S. 104, 110).

50 ml Kräuteröl
5 g Bienenwachs

Zutaten in ein Gefäß geben (zum Beispiel einen gläsernen Messbecher) und in einem Wasserbad auf dem Herd zum Schmelzen bringen. Dabei gut umrühren und aufpassen, dass kein Wasser in die Öl-Mischung spritzt. Wenn sich das erwärmte Öl und das Bienenwachs gut vermischt haben, das Gefäß aus dem Wasserbad nehmen und die Mischung direkt in Cremedosen abfüllen und darin erkalten lassen.

✳ *Tipp:* **Wer der Salbe einen Duft geben möchte, kann – ehe die Mischung in die Cremedosen gefüllt wird – ein bis zwei Tropfen ätherische Öle beifügen. Allergiker und Schwangere lassen diese besser weg.**

Tee, Aufguss und Abkochung

Wenn man Tee bereitet, löst das Wasser wertvolle Inhaltsstoffe aus Pflanzenteilen. Dazu Blüten, Blätter oder Wurzel mit heißem Wasser übergießen

Beim Rühren von Öl und Wachs entsteht Salbe.

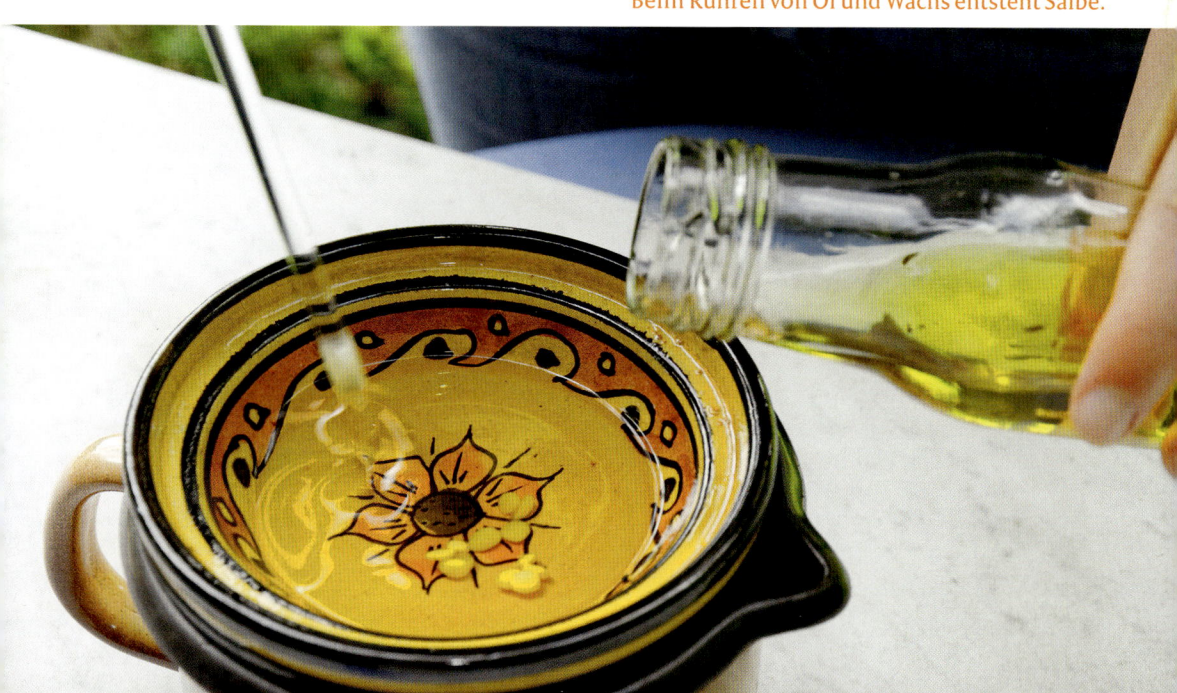

und zugedeckt etwa 10 Minuten ziehen lassen, dann abseihen. Bei Blüten reichen Temperaturen von 80 °C. Je nach Pflanze rechnet man einen halben bis drei Teelöffel pro Tasse.

Ein Aufguss ist ein starker Tee, den man länger durchziehen lässt: Rechnen Sie etwa 2 Esslöffel auf ¼ l und lassen sie die Pflanzenteile etwa 2 bis 3 Stunden bedeckt durchziehen, ehe Sie den Aufguss abseihen. Aufgüsse sind beispielsweise für Haarspülungen und Gesichtswässer nützlich.

Für eine Abkochung lässt man Pflanzenteile wie Wurzeln und Samen etwa 20 Minuten leicht vor sich hin köcheln, um Inhaltsstoffe zu lösen. Dabei rechnet man mit etwa 2 Esslöffeln pro ¼ l.

Kräuteressig

Kräuteressige mit Blüten, Blättern, Wurzeln oder Schalen finden wir vor allem, um die Haare damit zu spülen oder, mit Wasser verdünnt, als erfrischendes Deo. Rechnen Sie etwa eine Handvoll frischer Kräuterteile auf ½ Liter naturreinen Obst- oder Weinessig. Wenn alle Pflanzenteile gut bedeckt sind, lassen Sie das gut verschlossene Gefäß etwa 14 Tage an einem warmen Platz oder in der Sonne stehen, ehe Sie den Kräuteressig abseihen.

Tinkturen für Gesichts- und Mundwässer

Eine Tinktur ist ein Kräuterauszug mithilfe von Alkohol, beispielsweise zum Zubereiten von Gesichts- oder Mundwasser (aus Gänseblümchen, Melisse). Wertvolle Wirkstoffe lösen sich in Alkohol und Wasser. Die vorgestellten Rezepte können Sie mit handelsüblichem Alkohol mit 40 Volumenprozent ansetzen, wie ihn beispielsweise Doppelkorn besitzt, oder mit 70 Vol.-% oder 90 Vol.-%-Alkohol, den Sie in der Apotheke erwerben, um beispielsweise die Inhaltsstoffe harter

Pflanzenteile wie Wurzeln zu gewinnen. Als Grundrezept rechnet man etwa 5 g Kräuter auf 50 g Alkohol (40%ig), wobei mitunter mehr Alkohol gebraucht wird, um alle Pflanzenteile zu übergießen. Dies ist nötig, um Schimmel und Fäulnis zu vermeiden. Wichtig ist, die Pflanzenteile möglichst klein zu schneiden, denn je kleiner, umso besser ist der Wirkstoffauszug. Die Tinktur 4 bis 6 Wochen lang gut verschlossen an einem warmen, sonnigen Platz stellen, dabei gelegentlich schütteln, ehe man sie abfiltert und in eine dunkle Braunglasflasche mit Schraubverschluss füllt. Tinkturen sind dank ihres Alkoholgehalts relativ lange haltbar.

Reiner Alkohol von 96 Vol.-% besitzt entfettende, reinigende und tonisierende Eigenschaften und wirkt konservierend. In reiner Form oder mit destilliertem Wasser verdünnt, bildet er die Grundlage für Gesichts-, Rasier- und Haarwasser gleichermaßen.

Lebenselixier Wasser

Wir wissen alle, wie wichtig es ist, doch tun es die wenigsten: ausreichend trinken, um die Haut von innen mit Feuchtigkeit zu versorgen, sie elastisch zu halten und straff aussehen zu lassen. Außerdem spült Wasser den ganzen Körper durch, entgiftet und entschlackt, was das Hautbild sichtbar verbessert. In der Naturkosmetik eignet sich weiches Wasser am besten. Hartes Wasser ist vor allem für die trockene Haut wenig empfehlenswert. Aufkochen oder mit einem Auszug aus Eibischwurzeln vermischen hilft, es weicher zu machen: Dazu die Eibischwurzel (*Althaea officinalis*), beispielsweise aus der Apotheke, mit kaltem Wasser übergießen (1 Esslöffel auf ¼ Liter Wasser), zwei bis drei Stunden stehen lassen, dann mit Wasser vermengen.

Kräuter sammeln, ernten, trocknen und aufbewahren

❉ Im Garten, am Wegesrand, auf Wiesen, entlang von Feldern und in Wäldern finden sich Kräuter, Bäume oder Beerensträucher, die unsere hausgemachte Kosmetik bereichern. Verwenden Sie nur Pflanzen, die Sie sicher kennen, andernfalls ziehen Sie Fachleute und Bestimmungsbücher zu Rate. Die Blätter der meisten Kräuter werden zu Beginn der Blütezeit geerntet, da sie dann den höchsten Gehalt an Inhaltsstoffen besitzen: Lippenblütler wie Pfefferminze, Thymian und Salbei zeigen sich voller ätherischer Öle, auch die Inhaltsstoffe

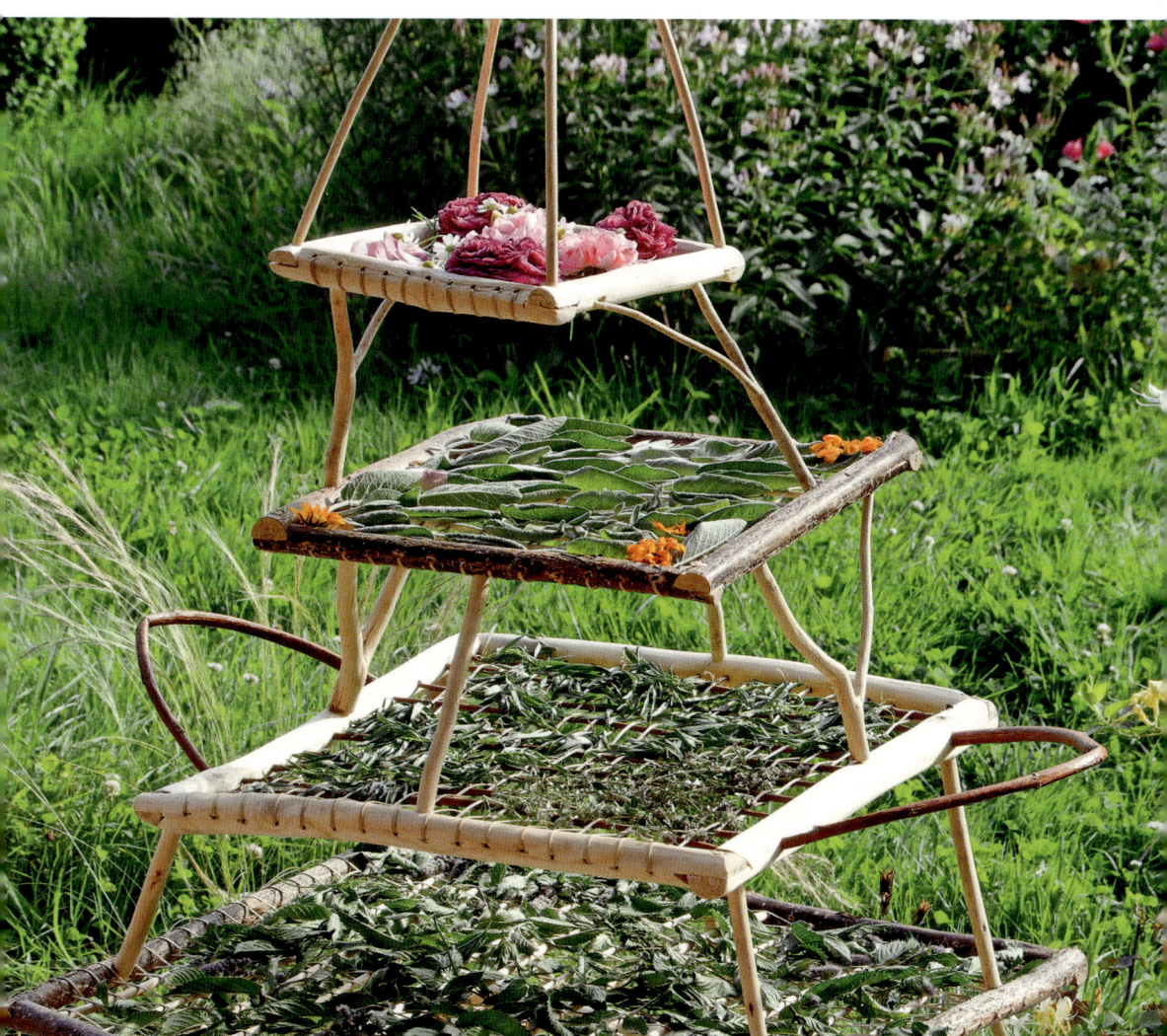

von Brennnessel und Spitzwegerich sind dann am stärksten angereichert. Zitronenmelisse wird dagegen vor der Blüte geschnitten. Blüten wie von Kamille, Königskerze, Lavendel, Malve und Ringelblume sollten Sie erst ernten, wenn sie sich voll geöffnet haben, während Sie Rosen dann ernten, wenn sich die Blütenknospen gerade öffnen. Verlassen Sie sich bei der Wahl von duftenden Kräutern immer auch auf ihre Nase: Riecht ein Kraut gut, dann steckt es auch voller Inhaltsstoffe. Kräuter an ihren Wildstandorten oder in Kräuterbeeten duften meist intensiver als in Töpfen angebotene Freilandware. Stiele, Blätter und Blüten sollten weder schlaff noch welk wirken.

Ernten Sie nicht zu großen Mengen. Als Faustregel gilt: Die Pflanze um maximal ein Drittel einkürzen. Sammeln Sie nur abseits von Straßen, an sauberen Plätzen ohne Hundekot. Die abgepflückten Blüten vorsichtig ausschütteln oder hineinpusten, um lose, feine Pflanzenteile und Insekten zu entfernen. Zum Sammeln Papiertüten, luftige Körbe oder Leinenbeutel mitnehmen und das Erntegut locker, ohne zu quetschen, einschichten. Die Blüten halten sich in einer mit Wasser gefüllten Schale einige Stunden lang frisch.

Schonend Trocknen

Das Trocknen ist die häufigste Methode, um Kräuter zu konservieren. Hängen Sie dazu die Büschel kopfüber an luftigen, trockenen Orten wie einem Dachboden oder Schuppen auf. Oder trocknen Sie das Erntegut wie die Profis: Dazu Pflanzenteile wie Blüten und Blätter locker nebeneinander auf mit Baumwollgaze bezogene Holzrahmen legen. Auf jeden Fall sollte man direkte Sonne vermeiden, Blüten sollte man sogar besser im Dunkeln trocknen lassen oder besonders rasch, beispielsweise in einem Dörrapparat.

Große Blüten wie die von Rosen sind schneller rascheldürr, wenn Sie die Blütenblätter auszupfen.

Trockene Blätter knistern beim Berühren, Blüten fühlen sich pergamentartig an. Ist es soweit, zupfen Sie beispielsweise Blätter von Stängeln und füllen das Laub möglichst unzerteilt in Cellophantüten oder in dunkle Schraubgläser ab. Bewahren Sie Ihre Vorräte dunkel auf und zerteilen Sie die Pflanzenteile erst kurz vor Gebrauch, damit sich die Wirkstoffe besser erhalten.

Portionsweise einfrieren

Zum Einfrieren eignen sich vor allem Salatkräuter wie Petersilie und Schnittlauch, die Sie kleingeschnitten in Gefrierdosen füllen und nach Bedarf auch für die Kosmetik entnehmen. Generell gilt: Hartlaubige Kräuter wie Rosmarin und Thymian, die sich mit dicken Wachsschichten vor Hitze und Trockenheit schützen, behalten beim Trocknen mehr wertvolle Inhaltsstoffe als dünnlaubige wie Basilikum, Melisse, Minze und Majoran. Am meisten Inhaltsstoffe besitzen frisch verarbeitete Pflanzen für Anwendungen wie Aufgüsse, Öle, Masken und Peelings.

Wer eine bestimmte Anwendung für seine persönlichen Schönheits- oder Wellnesswünsche sucht, dem hilft das alphabetische Anwendungsverzeichnis am Ende des Buchs weiter.

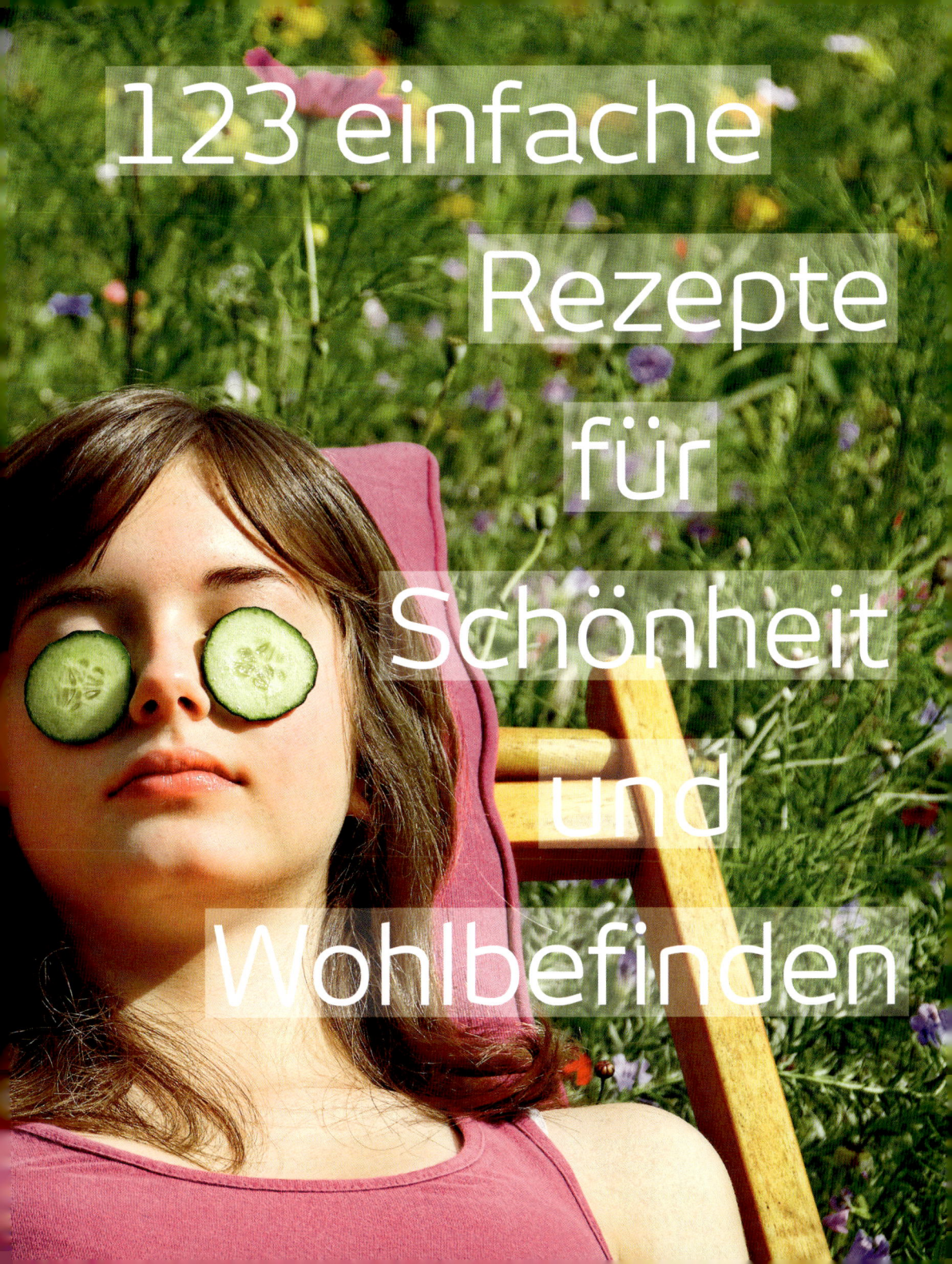

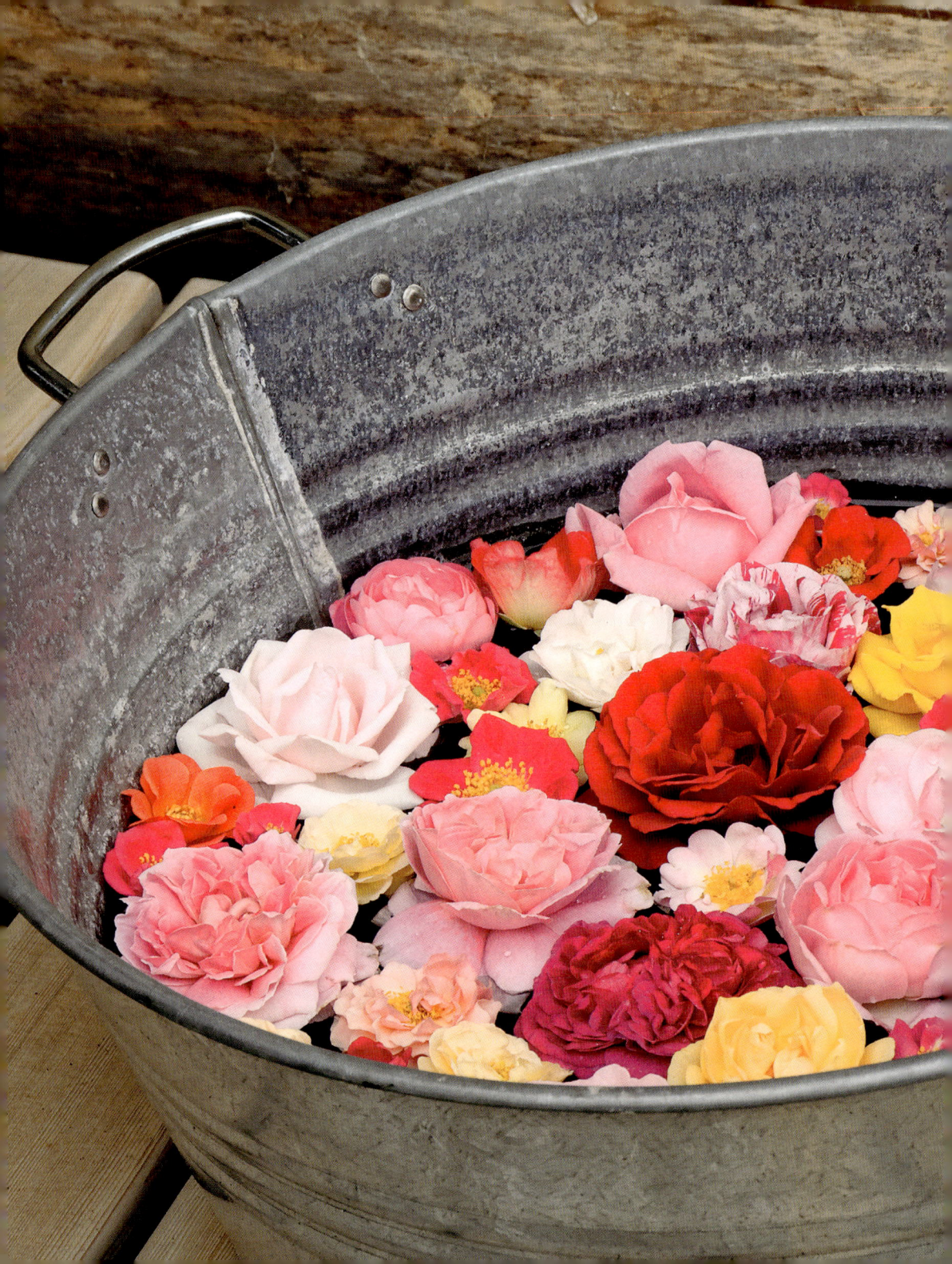

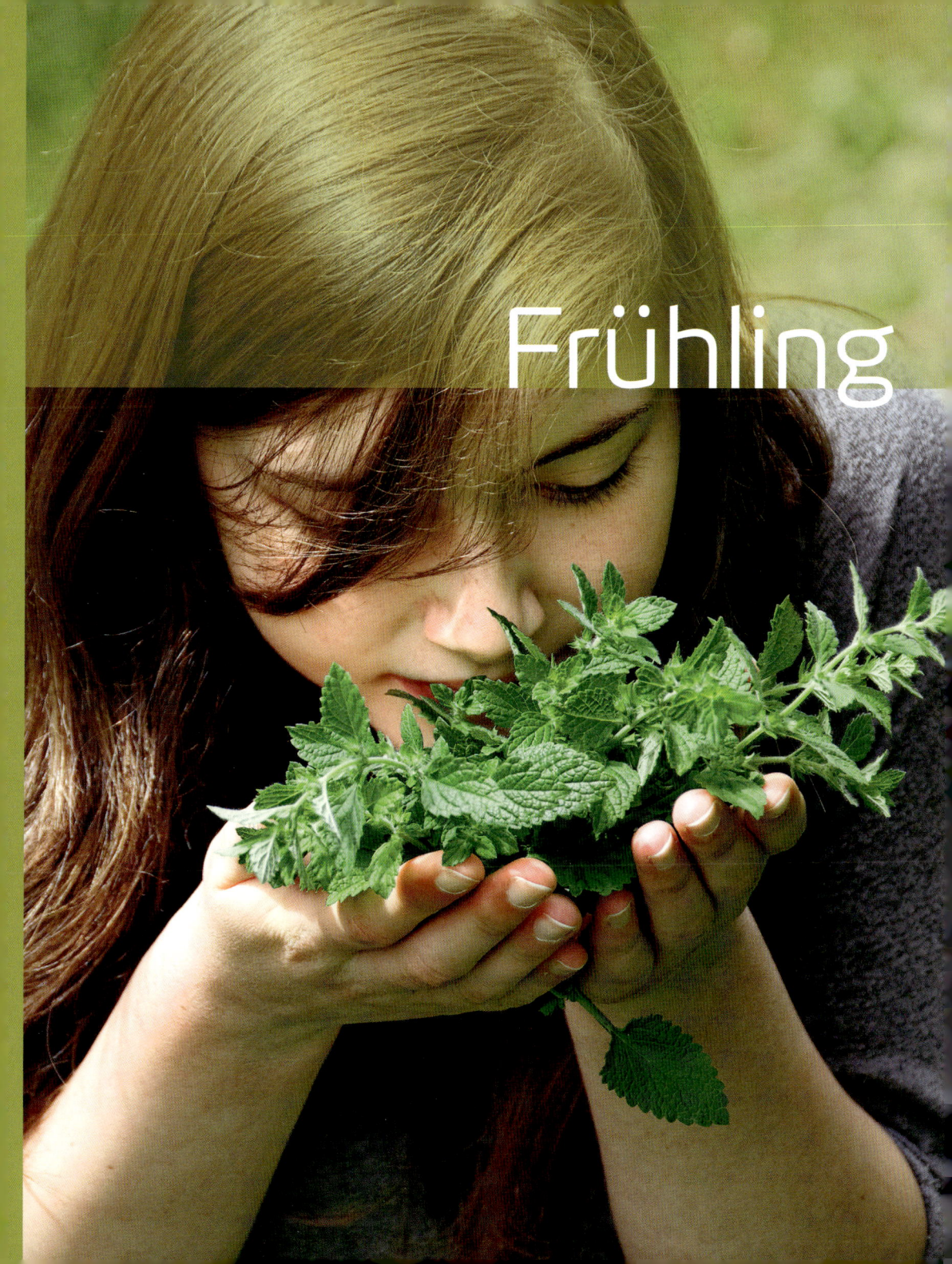

Frühling

Bärlauch

Wilder Knoblauch-Verwandter

Sein Knoblauchgeruch ist unverkennbar, spätestens wenn man seine Blättchen zwischen den Fingern zerreibt. Dies unterscheidet Bärlauch (*Allium ursinum*) vom Laub giftiger Maiglöckchen, des Aaronstabs und der Herbstzeitlosen. Weitere Erkennungsmerkmale: Seine Blätter schiebt er einzeln, von beiden Seiten eingerollt aus dem Boden, um sie gleich danach zu entfalten. Die Mittelrippe frischer Blätter lässt sich mit hörbarem Knacken brechen. In Natur und Garten zeigen sich die elliptischen, zarten, frischgrünen Blättchen einzeln und gestielt ab dem zeitigen Frühjahr. Sie wachsen zu Unzähligen als grüner Teppich unter noch kahlen Laubbäumen und unter Sträuchern. Die weißen Sternenblüten, die in Dolden erscheinen, sind ebenfalls essbar. Bärlauchsamen werden von Ameisen fleißig über Land verschleppt, so dass Bärlauch auch im Garten gut verwildert. Wer Bärlauch das erste Mal sammelt, geht besser mit einem Kräuterkundigen mit. Bärlauchblätter besitzen einen hohen Gehalt an Vitamin C, viele Mineralstoffe wie Eisen,

Bärlauchblätter und -öl.

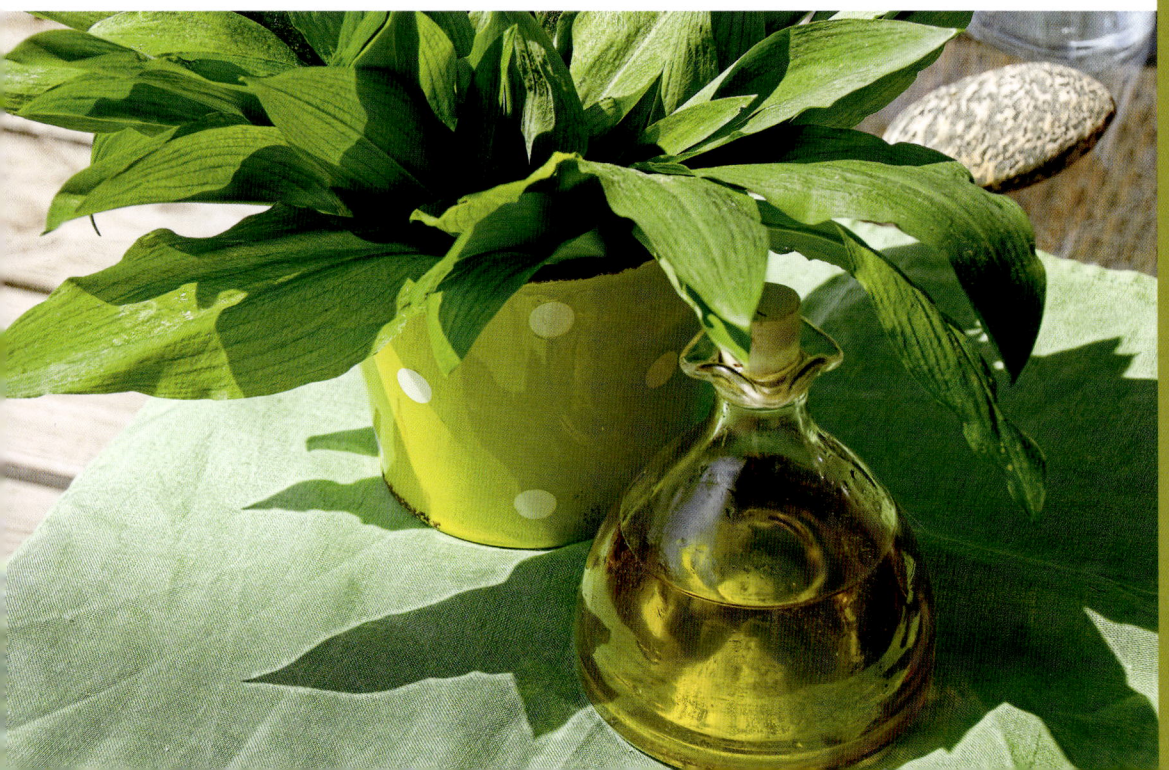

Schwefel und Magnesium, Schleimstoffe, Flavonoide, Senfölglykoside sowie schwefelhaltige ätherische Öle wie Alliin, die unreiner Haut auch von innen helfen, da sie antibakteriell, reinigend und desinfizierend wirken. Damit der wilde Knoblauch-Verwandte auf der Haut nicht zu scharf wirkt, sollte man ihn immer mit Milchprodukten wie Quark mischen. Freunde aus Amerika erzählten uns, dass bereits Indianer aus Bärlauch und Tierfett antiseptische Salben mischten. Es empfiehlt sich, die Bärlauchmischungen zuvor an einer kleinen Hautstelle auszuprobieren.

Bärlauchpaste

Dieses milde Bärlauch-Pesto ist nicht nur ein gesunder Genuss im Frühjahr, sondern hilft bei chronisch unreiner Haut.

— 7 Bärlauchblätter
— 2 EL Quark
— 2 EL Sonnenblumenkerne
— 1 EL Olivenöl

Alle Zutaten zusammen pürieren, die Paste aufs Gesicht streichen und 10 Minuten einwirken lassen, dann mit lauwarmem Wasser abspülen. (Variante: statt Olivenöl Sonnenblumenöl verwenden).

❊ *Tipp:* **Bereits die Frauen früherer Zeiten kannten den Knoblauchtrick bei unreiner Haut und Akne: Sie schnitten eine Knoblauchzehe auf und tupften sie auf die zuvor mit Wasser angefeuchtete Haut, um Pickel, Mitesser und entzündete Hautstellen besser abheilen zu lassen – eine archaische Methode, die Bakterien abtöten hilft, jedoch angesichts des Knoblauchdufts viele abschreckt.**

Birke

Elixier für Lebenskraft

Ihre zarten, hellgrünen Blätter, die im Mai treiben, sind ein Sinnbild für Jugend und Lebensfreude. Birkensaft galt bereits bei den Germanen als anregendes Mittel für die Kopfhaut, als Frühlings-Elixier und Schönheitstrank, da er voller Mineralstoffe, Aminosäuren, Fruchtsäuren, Fruchtzucker, Polyphenole, Betuline und Vitamin C steckt. Die Weißbirke (*Betula pendula*) findet sich in Gärten, Parks, an Wegrändern und als Pionierbaum auf Brach- und Heideflächen. Im Norden und Osten Deutschlands ist sie Bestandteil des typischen Laubwalds. Man erkennt sie an der weißen Borke, die von schwarzen Querstrichen durchzogen ist. Die Zweige sind lang, dünn und herabhängend und mit zahlreichen dunklen, kleinen Warzen besetzt. Die Blätter sind wechselständig, gestielt sowie rautenförmig, mit langgezogener Spitze.

Birkensaft – und die Haare sprießen

Birkensaft regt die Durchblutung der Kopfhaut an und hilft bei fettigem Haar, bei Schuppen und juckender Kopfhaut. Den Saft von einem Baum aus ihrem Garten können Sie von etwa Mitte März bis Mitte April gewinnen. Der Stamm sollte in einem Meter Höhe etwa 20 cm dick sein; an dieser Stelle etwa 2 bis 4 cm tief anbohren, dann ein geeignetes Kunststoffröhrchen etwa 2 cm tief hinein schieben, so dass es fest sitzt. Kurze Zeit später fließen die ersten Tropfen, die Sie am besten in einem kleinen Gefäß aus Glas, Kunststoff oder Emaille auffangen, das sie darunter anbringen. Von einem Baum maximal 3 Liter austropfen lassen, mehr schadet ihm. Das Loch anschließend mit Baumwachs verschließen und mindestens 2 Jahre ruhen lassen. Wer den Saft ganzjährig nutzen möchte, kocht ihn auf, füllt ihn heiß in Glasfläschchen mit Twist-off-Deckel und bewahrt ihn im Kühlschrank auf. Die Flüssigkeit können Sie direkt in die Kopfhaut einmassieren.

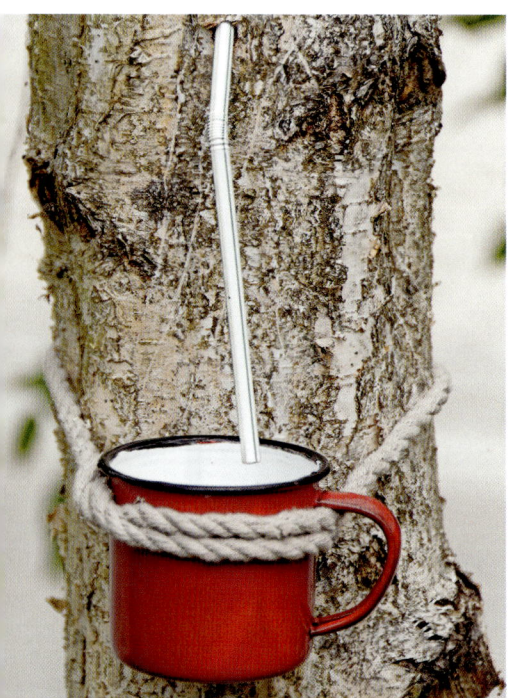

Elixier für Lebenskraft – Birkensaft gewinnen

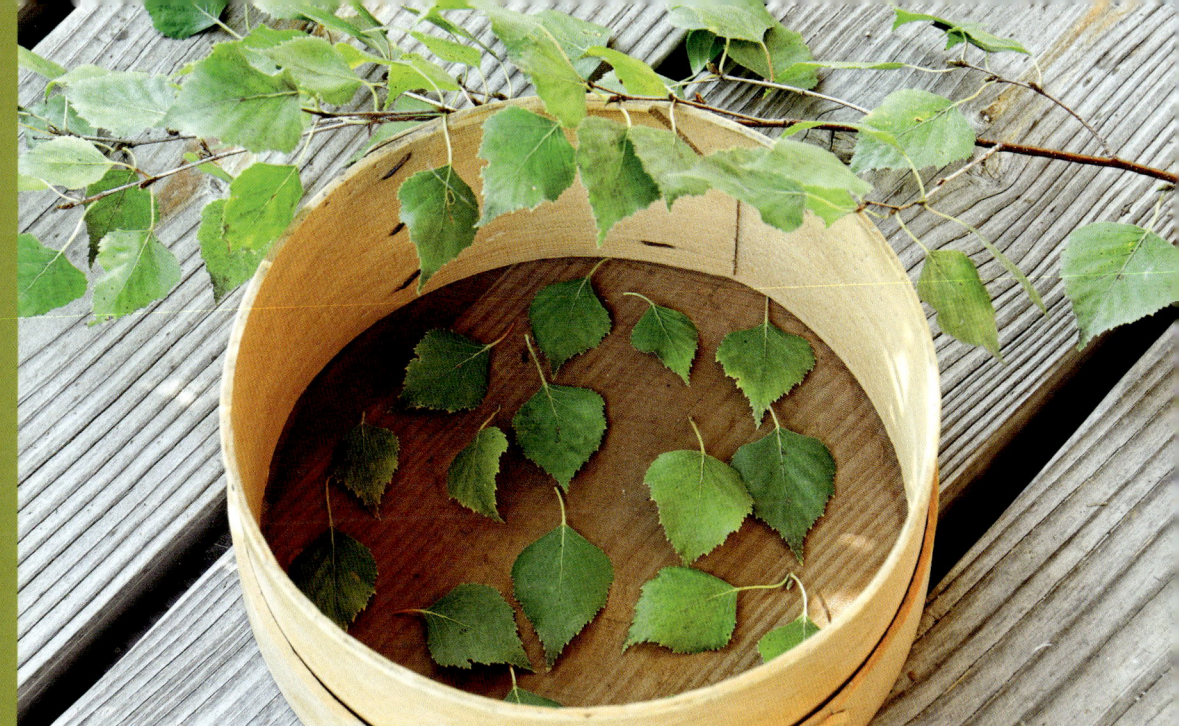

Birkenblätter-Spülung

Die Spülung macht das Haar weich und glänzend und hält die Kopfhaut gesund.

— 1 TL getrocknete Birkenblätter
— 1 Tasse Wasser

Die Blätter mit kochend heißem Wasser übergießen, den Aufguss abkühlen lassen und abseihen.

Vorsicht: Der Aufguss ist nicht für blondes Haar geeignet.

Variation: Als Gesichtswasser hilft der abgekühlte Tee auch bei unreiner Haut. Einfach einen Wattebausch damit tränken und auf das Gesicht tupfen.

✳ *Tipp:* **Blätterknospen und frisch austreibendes Laub schmecken im Frühlingssalat ebenso wie als Tee. Birkensaft aus dem Stamm kann man auch trinken. Er ist ein belebendes Frühlingselixier.**

Brennnessel

Grüne Wilde belebt Haut und Haar

Wohl jeder hat sie einmal gestreift und ihr Brennen gespürt: Die Große Brennnessel (*Urtica dioica*) mag uns in Kindertagen viel Respekt eingeflößt haben, spätestens in der Pubertät wird sie für das Aussehen wertvoll, da sie zu reiner Haut und glänzenden Haaren verhilft. Die Kleine Brennnessel (*Urtica urens*) lässt sich genauso ernten, sie brennt stärker als ihre große Schwester.

Die Blätter enthalten Mineralsalze und Vitamine sowie Karotinoide, Kiesel- und Essigsäure, außerdem Amine wie Histamin. Ihre Inhaltsstoffe helfen, die Haut rein zu halten und zu beleben.

Junge Brennnesseln können Sie mit bloßen Händen pflücken, sofern Sie fest zupacken. Alternativ empfehlen sich Handschuhe, damit sich die feinen Brennhaare nicht in die Haut bohren. Wenn Sie das Laub zwischen zwei mehrfach gefaltete Lagen Küchenpapier drücken, können Sie die Blätter danach beim Weiterverarbeiten anfassen.

Brennnessel ernten Sie vom Frühjahr bis zum Herbst, von älteren Pflanzen knipsen sie nur die oberen 4 bis 6 Blätter ab. Die Ernte können Sie trocknen oder wie Spinat einfrieren.

❊ *Tipp:* **Brennnesseln sind für Wildkräuter-Gourmets unentbehrlich für Pestos, Suppen, gedünstet als Wildgemüse, für Gratins und Eierspeisen.**

❊ *Hinweis:* **Die Brennnesseln sind Babystube für Insekten wie Schmetterlinge und deren Raupen. Daher sollte man immer eine Ecke für das Kraut reservieren oder es einfach dort wachsen lassen, wo es sich wohl fühlt, beispielsweise neben dem Kompost oder am Gehölzrand.**

Reine Haut im Dampf

— 7 EL getrocknete oder $1\,^1/_2$ Handvoll frische Blätter
— $1\,^1/_2$ l Wasser

Blätter aufkochen, vom Herd ziehen, das Gesicht darüber beugen und den Kopf mit einem Handtuch abdecken. Die Dämpfe 10 Minuten einwirken lassen. Sie reinigen die Haut und beugen Unreinheiten vor.

Kräftigende Haarlotion mit Frischekick

Der schwach hellgrüne, klare Brennnesselsaft kräftigt die Kopfhaut, weil sie besser durchblutet wird. Am besten Sie gönnen sich regelmäßig diese Kur nach dem Haarewaschen, um Haut und Haar zu erfrischen.

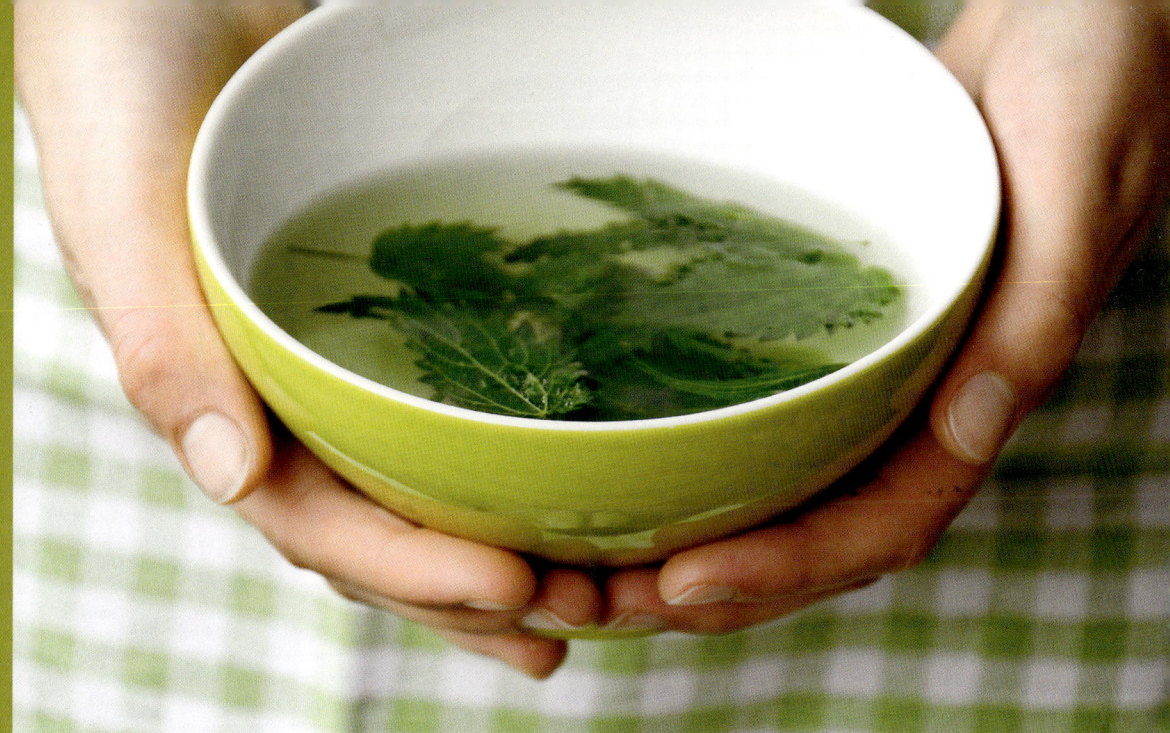

Brennnessel-Aufguss für Haut und Haar

— 2 Handvoll Brennnessel
— 75 ml Wasser

Brennnessel mit einem Mixer pürieren, grobe Pflanzenteile heraussieben, den Saft
(ca. 60 ml) mit gleich viel Wasser verdünnen und sanft in die Kopfhaut einmassieren.

Schöner Glanz fürs Haar

Wer die Spülung nach dem Waschen in die Kopfhaut und Haare einmassiert, verspürt
nicht nur belebende Frische, sondern freut sich an Haaren, die wunderbar glänzen und
sich gut kämmen lassen.

— 5 EL getrocknete oder 1 Handvoll frische Brennnesselblätter
— $^1/_4$ l Wasser
— 125 ml Apfelessig

Die Blätter mit kochendem Wasser übergießen, 20 Minuten zugedeckt ziehen lassen,
die Blätter heraussieben und ausdrücken, den Obstessig zum Brennnesseltee hinzu-
geben. Die Mischung in eine Braunglasflasche umfüllen, verschließen und kühl, am
besten im Kühlschrank, aufbewahren. Dort hält sich die Mischung gut 2 Wochen für
mehrere Anwendungen.

Gänseblümchen

Reiniger mit Strahlkraft

Gänseblümchen (*Bellis perennis*) vermitteln bereits Krabbelkindern den ersten Kontakt zur Natur. Auch Augenblümchen, Himmelsblume oder Marienblümchen genannt, sprießt es als Frühlingsbote auf Wiesen und hilft in Salben und Masken vor allem bei unreiner und fettiger Haut. Die Blüten enthalten ätherische Öle, Saponine, Flavonoide, Schleime, Bitter- und Gerbstoffe und besitzen eine entwässernde und blutreinigende Wirkung.
Die munteren Blütensonnen schmecken in Frühlingssalaten ebenso lecker wie aufs Butterbrot. Sie blühen vom Frühjahr bis zum Herbst.

Gänseblümchen klären die Haut.

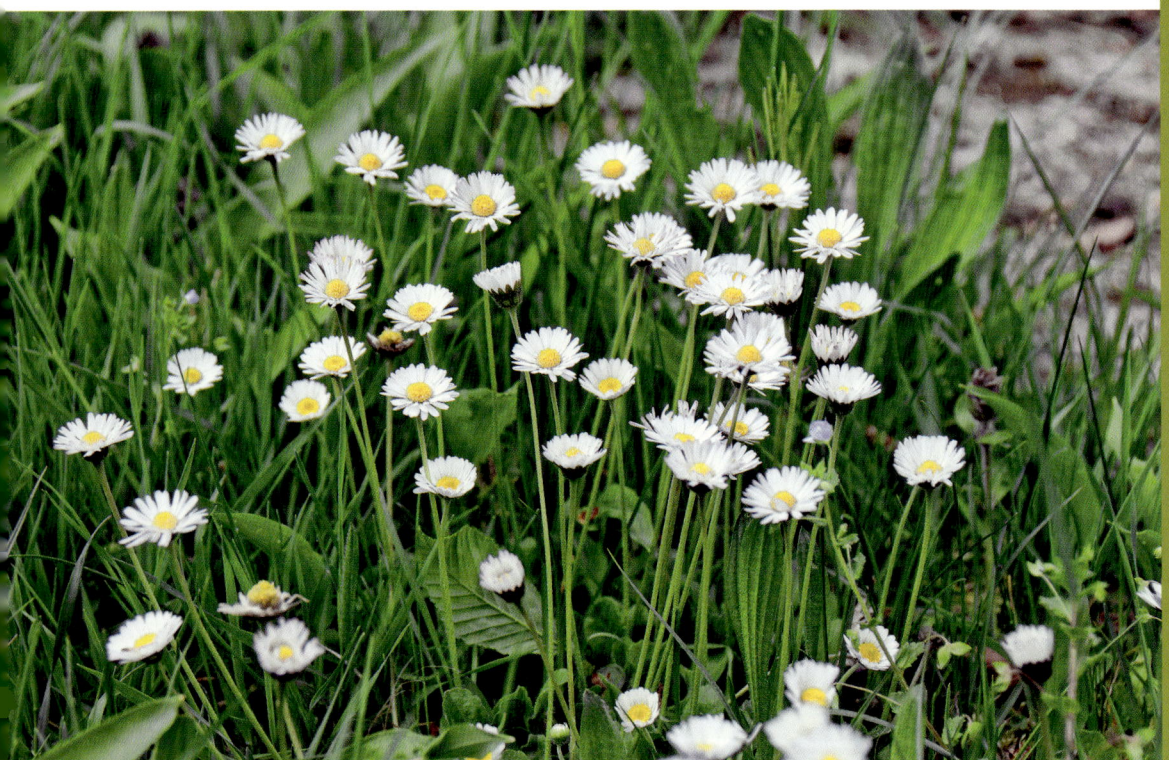

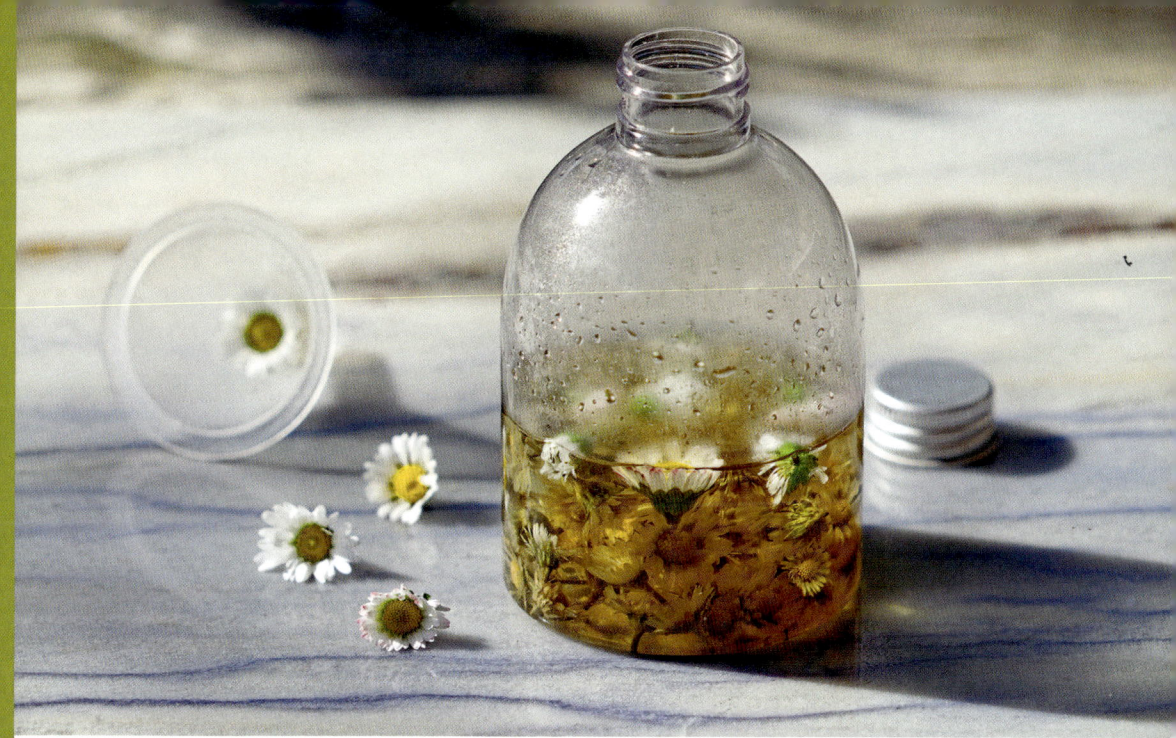

Frühlingsboten-Tinktur

Frühlingsboten-Tinktur

Die Lösung unverdünnt auf die Haut tupfen. Die Tinktur klärt unreine, entzündete Haut und wirkt entzündungshemmend.

— 1 Handvoll Gänseblümchen-Blütenköpfe (etwa 50 Stück)
— 70 ml 40%iger Alkohol

Gänseblümchen in ein Glas geben, mit Alkohol übergießen, Gefäß verschließen und 4 bis 6 Wochen an einem sonnigen Platz stehen lassen, gelegentlich schütteln, dann abseihen und in eine dunkle Flasche geben.

Blümchensalbe sorgt für reine Haut

— $^1/_2$ Handvoll Gänseblümchen-Blütenköpfe (etwa 25 Stück)
— 50 ml Sonnenblumenöl

Pflanzenteile in ein helles Glas mit weitem Schraubverschluss schichten, mit Öl auffüllen, und etwa 4 Wochen in der Sonne stehen lassen. Dann die Salbe rühren:

— 5 g Bienenwachs
— 50 ml Gänseblümchenöl

Zutaten in ein Gefäß geben und in einem Wasserbad auf dem Herd das Wachs zum Schmelzen bringen. Gut rühren und aufpassen, dass kein Wasser in die Öl-Mischung spritzt. Wenn sich Öl und Bienenwachs vermischt haben, das Gefäß aus dem Wasserbad nehmen und die Mischung in Cremedosen abfüllen und erkalten lassen.

Holunder

Sanfte Dolden für reine Haut

Spätestens wenn der Holunder (*Sambucus nigra*) blüht, ist es Zeit, die Haut frühlingsfit zu machen. Im Mai und Juni sind die weißgrünen Dolden in Hecken, entlang Feldwegen, an Waldrändern und in unseren Gärten zu finden. Man erkennt Holunder an den tellerförmigen, cremefarbenen Blütendolden, die eigenwillig duften, und am herben Geruch der zerriebenen Blätter. Im Garten wächst er in frischen, nährstoffreichen Böden, traditionell in Kompostnähe oder auch in der Wildstrauchhecke.

Wenn Dampf die Haut sanft umhüllt
— 1–2 Handvoll frische oder getrocknete Holunderblütendolden
— 1 l Wasser

Ein Dampfbad reinigt die Gesichtshaut. Holunderblüten enthalten ätherischer Öle, freie Fettsäuren, Flavonoide, Gerbstoffe und Schleimstoffe, die das Gesicht sanft umhüllen.

Holunderdolden nur voll erblüht ernten.

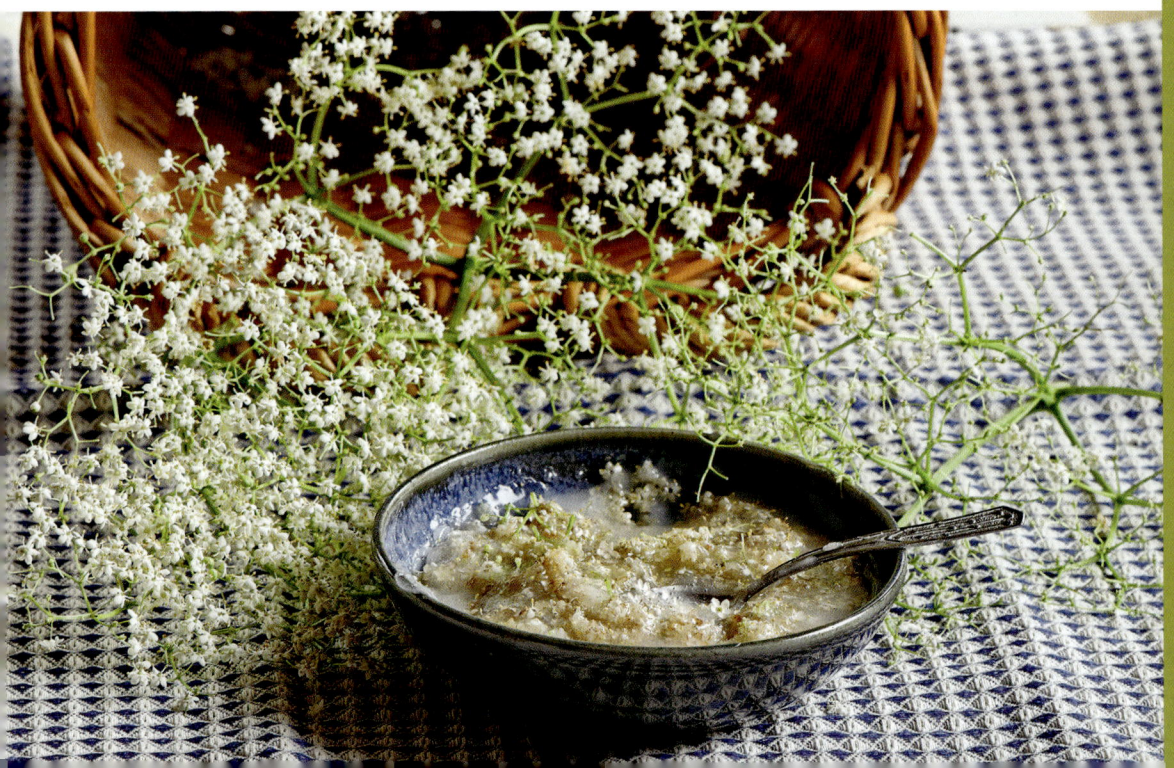

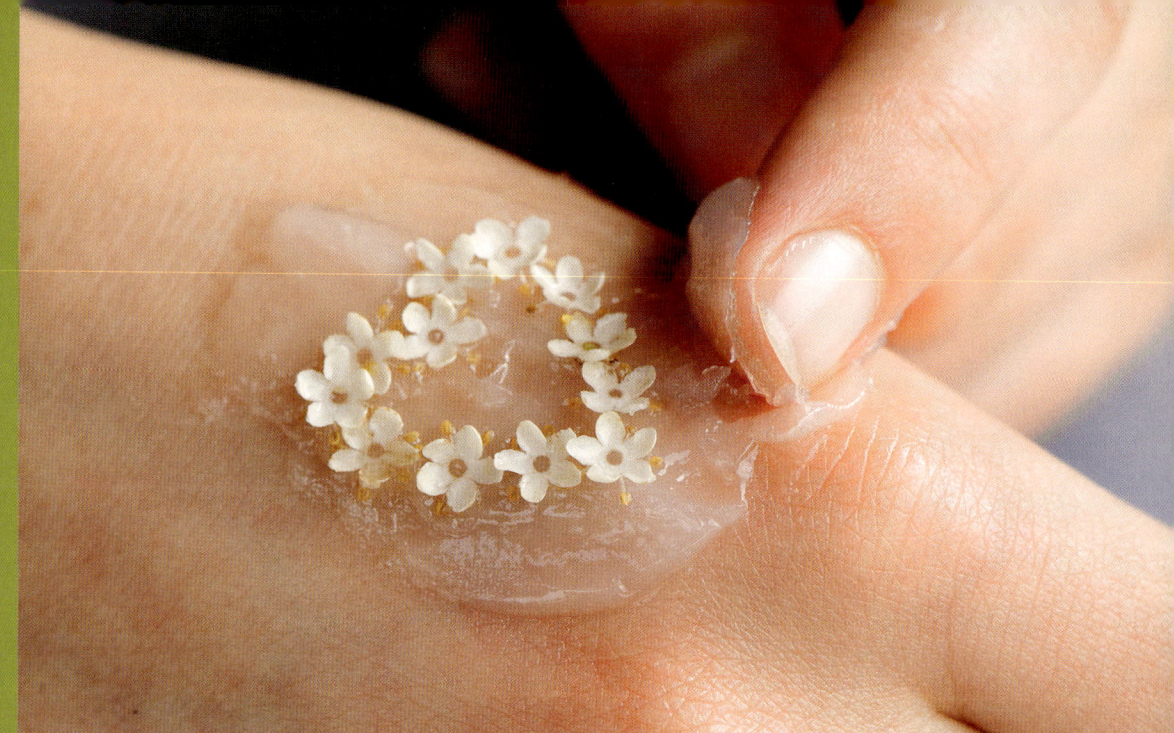

Zunächst die Dolden gut ausschütteln, um darin versteckten Krabbeltieren die Chance zur Flucht zu geben, dann je nach Haarlänge 1 bis 2 Handvoll frische oder getrocknete Dolden mit einen Liter Wasser überbrühen und das Gesicht etwa 10 Minuten ins Dampfbad halten.

Salbe für streichelzarte Hände

— 125 ml oder 6 EL Vaseline
— 1–2 Handvoll frische Holunderblüten

Vaseline im Wasserbad auf kleiner Flamme schmelzen, Blüten zugeben und die Mischung 45 Minuten ziehen lassen. Wird die Masse dick, diese erneut kurz erwärmen. Dann die Flüssigkeit in ein dunkles Schraubglas seihen, abkühlen lassen, verschließen und bis zu ½ Jahr im Kühlschrank aufbewahren. Die Salbe pflegt rissige, wunde Haut.

❋ *Tipp:* **Statt Vaseline eignet sich auch reines, natives Kokosöl aus dem Reformhaus. Es wird aus dem weißen, reinen Kokosnussfleisch kalt gepresst, so dass es nach frischen Kokosnüssen riecht. Kokosöl pflegt trockene, reine Haut und ist, ebenso wie Kakaobutter, nicht für unreine Haut geeignet.**

Linde

Sanfter Riese spendet Blüten

Die heilkräftigen Blüten, die im Juni oder Juli gesammelt werden, stehen wieder hoch im Kurs, da das Wissen aus alter Zeit wieder populär ist: So sagte man einst, dass die Linde deshalb so spät blüht, damit sie Licht und Wärme in ihrer Blüte einfangen kann. Sowohl die Blüten der kleineren Winter- (*Tilia cordata*) wie auch die der Sommerlinde (*Tilia grandifolia*) sind verwendbar.

Ein Dampfbad über Lindenblüten erfrischt die Haut, regt die Durchblutung an und eignet sich gut für die empfindliche Haut. Lindenblüten enthalten vor allem Flavonoide und ätherisches Öl, daneben auch Schleim, Gerbstoffe und Zucker. Die Inhaltsstoffe wirken hautschützend, antimikrobiell und entzündungshemmend.

Ein Lindenblüten-Aufguss erfrischt die Haut.

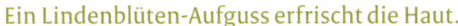

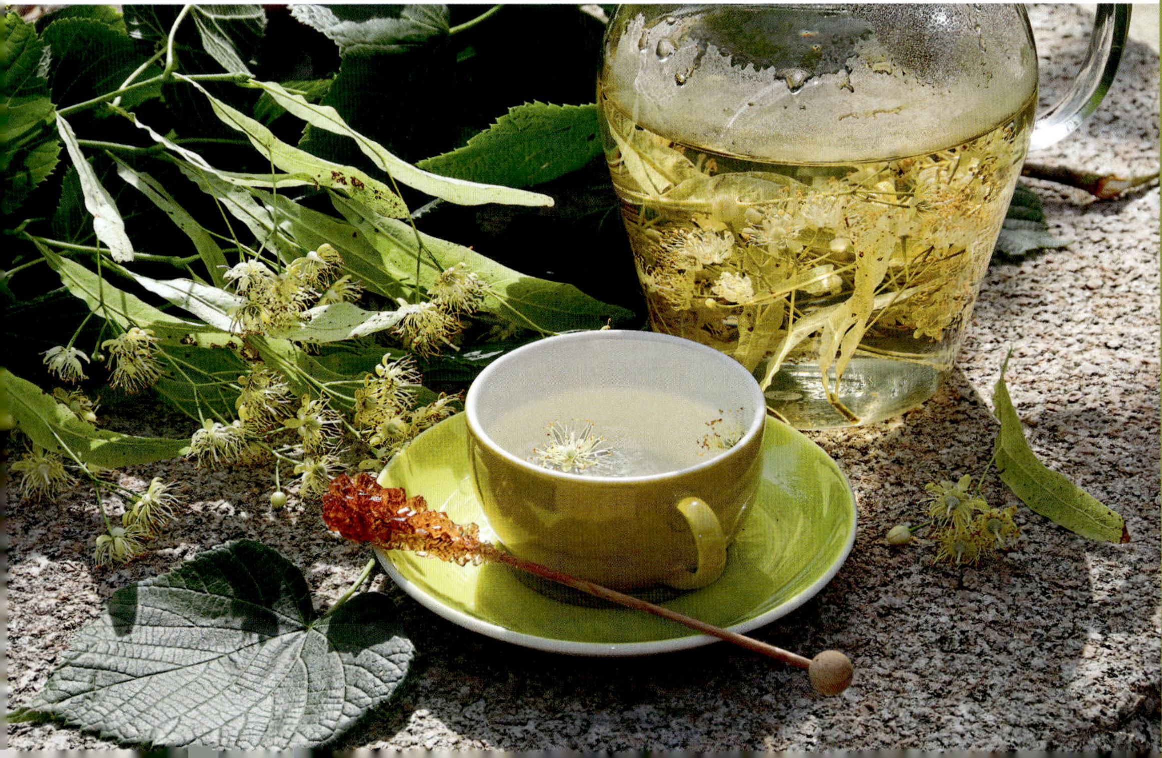

Klärende Maske

— 1 Handvoll Blüten
— $^1/_4$ l Wasser
— 2 Eigelb

Blüten mit kochendem Wasser überbrühen, eine Viertelstunde ziehen lassen und abseihen. Eigelb in einem Schälchen verrühren, Absud löffelweise zugeben, bis die Masse noch streichfähig ist. Auftragen und etwa eine Stunde einwirken lassen, dann abwaschen und mit kaltem Wasser nachspülen.

Heilende Dämpfe

— 1 Handvoll Blüten
— $^1/_2$ l Wasser

Blüten mit kochendem Wasser übergießen, ein Handtuch über den Kopf legen und die warmen Dämpfe auf die Gesichtshaut wirken lassen. Diesen Absud können Sie auch für eine Gesichtskompresse gegen Pickel und Mitesser benutzen.

Spülung für weiches Haar

Mit dieser Spülung werden spröde, trockene Haare weich. Blondes Haar bekommt einen feinen Schimmer.

— 1 Handvoll Blüten
— $^1/_4$ l Wasser

Blüten 15 Minuten im Wasser kochen lassen, abkühlen, abseihen und damit die gewaschenen Haare spülen.

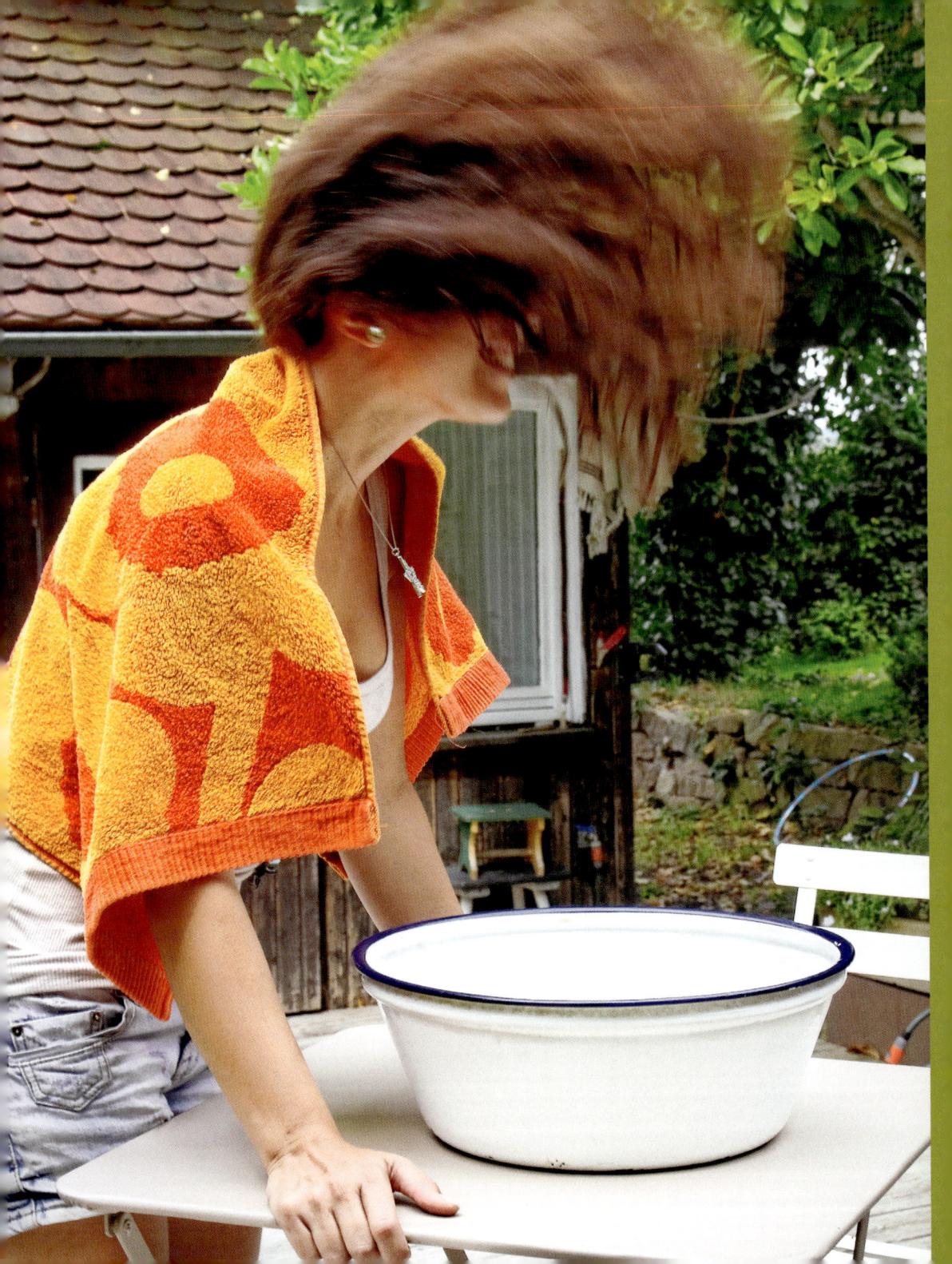

Löwenzahn

Pusteblume als Muntermacher

Die Pusteblume, wie sie der Volksmund auch nennt, kennt beinahe jedes Kind. Wenn Löwenzahn (*Taraxacum officinale*) tausendfach auf Wiesen sprießt, muntern seine gelben, honigartig duftenden Blütensonnen wintermüde Seelen auf. Bereits im zeitigen Frühjahr erkennt man ihn an den stark gezähnten Blättern, die sich als Rosette platt an den Boden drücken, später zeigen sich die gelben Blüten auf Stielen, die weißen Milchsaft enthalten. Die in Blüten und Blättern enthaltenen Vitamine, Flavonoide, Bitterstoffe, Schleimstoffe, Saponine und Gerbstoffe erfrischen und reinigen sanft Haut und Haar. Wer Blüten und zarte junge Blätter kleingeschnitten im Frühlingssalat genießt, regt Nieren und Leber zu verstärkter Tätigkeit an.

Kompresse für frische Haut
— 1 Handvoll Löwenzahnblätter
— $^1/_4$ l Wasser

Eine warme Löwenzahn-Kompresse erfrischt die Haut und macht sie frühlingsfrisch. Zwei Handvoll junge Löwenzahnblätter (ohne Stiele) fein hacken und mit kochendem Wasser übergießen. Darauf achten, dass alles Grün bedeckt ist, und mit geschlossenem Deckel 4 bis 5 Minuten ziehen lassen. Ein Baumwolltuch in die heiße Flüssigkeit tauchen, sanft auswringen und aufs Gesicht legen. Wer geplatzte Äderchen hat, verwendet lauwarme Flüssigkeit.

Für muntere Köpfe
— 1–2 Handvoll Löwenzahnblüten
— $^1/_4$–$^1/_2$ l Wasser

Ein Löwenzahnblüten-Aufguss stärkt Kopfhaut und Haare, egal ob diese trocken, spröde oder fettig sind.

Je nach Haarlänge 1 bis 2 Handvoll Löwenzahnblüten mit ¼–½ Liter kochendem Wasser überbrühen und zugedeckt 5 bis 10 Minuten ziehen lassen, abfiltern, die Haare nach der Wäsche mit dem Aufguss spülen und ihn in die Kopfhaut einmassieren.

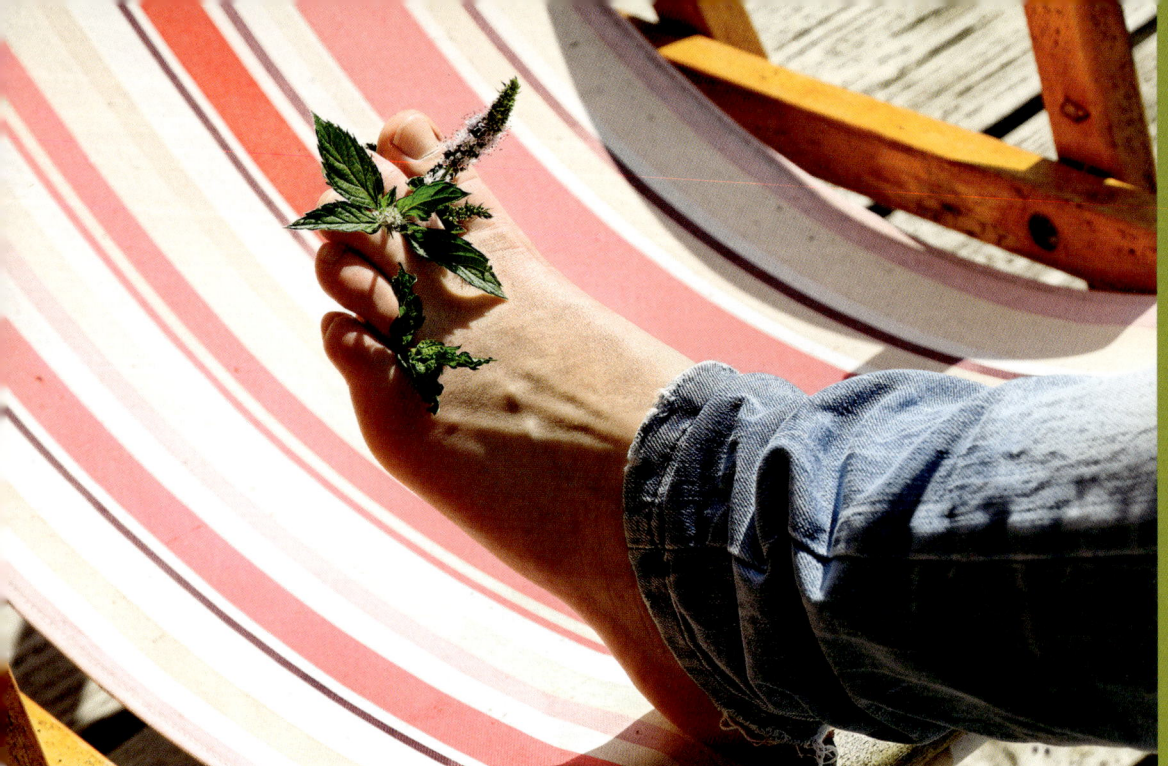

Pfefferminze

Muntermacher von Kopf bis Fuß

Der Geruch frischer Minze (*Mentha piperita*) ist ein anregender Genuss, den manche nur noch aus Kaugummis und Zahnpasta kennen. Die Blätter erntet man kurz vor der Blütezeit an einem sonnigen Vormittag, dann ist der Mentholgehalt am höchsten. Besonders üppig wächst die pflegeleichte Minze in lockeren, nährstoffreichen Böden. Die Pfefferminze besser alle zwei bis drei Jahre umpflanzen und ihren Ausbreitungsdrang durch Wurzelsperren eingrenzen oder die Pflanze im Kübel kultivieren. Die Blätter stecken voller ätherischer Öle, wie etwa Menthol, sowie Flavonoide, Bitter- und Gerbstoffe.

Pfefferminz-Fußschrubber
— 3 Zitronen (unbehandelt)
— 15–20 frische Pfefferminzblätter
— 2 TL Puderzucker

— 1 TL Olivenöl

Zitronen in kleine Stücke schneiden, mit den Minzeblättern mörsern oder in der Küchenmaschine pürieren, anschließend Zucker und Öl untermixen. Vor der Behandlung den Füßen am besten ein Bad in warmem Wasser gönnen, dann die Minze-Mixtur sanft von den Füßen aufwärts bis zu den Waden einrubbeln. Danach abspülen und die Füße beispielsweise mit Pfefferminzöl eincremen.

Pfefferminz-Körperöl

Das Öl erfrischt und strafft die Haut.

— 1 Handvoll frische Minzeblätter
— $^1/_4$ l Olivenöl

Blätter in ein weithalsiges Schraubglas geben, mit Öl übergießen, so dass alle Pflanzenteile bedeckt sind, und gut verschlossen an einem warmen Platz aufstellen. Nach etwa 3 bis 4 Wochen durch ein Sieb gießen, dabei die Pflanzenteile auspressen. Das Öl in ein Braunglas füllen und zuschrauben; es hält etwa 3 bis 4 Monate.

Erfrischungsbad in Minze

Dieses Bad wirkt kühlend und erfrischt und reinigt die Haut.

— 3 Handvoll frische Minzeblätter
— 4 Zitronen
— 1 l ca. 80 °C heißes Wasser

Minze mit dem heißen Wasser übergießen, nach 10 Minuten abseihen, den Sud ins Badewasser schütten und den Saft der ausgequetschten Zitronen dazugeben.

Eine Maske mit frisch pürierten Pfefferminzblättern und Heilerde erfrischt und klärt die Haut

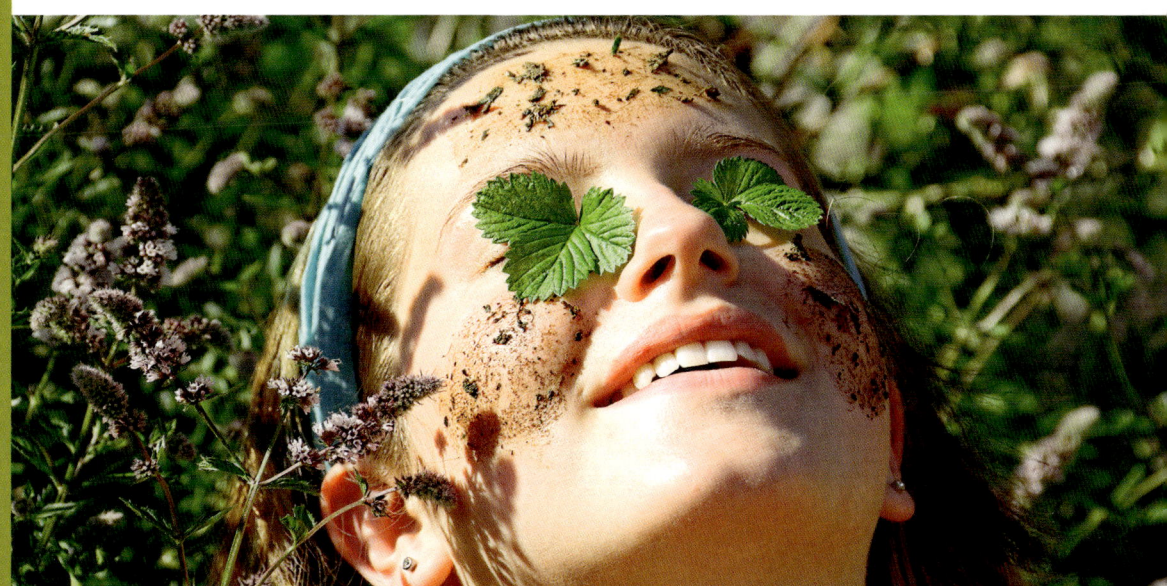

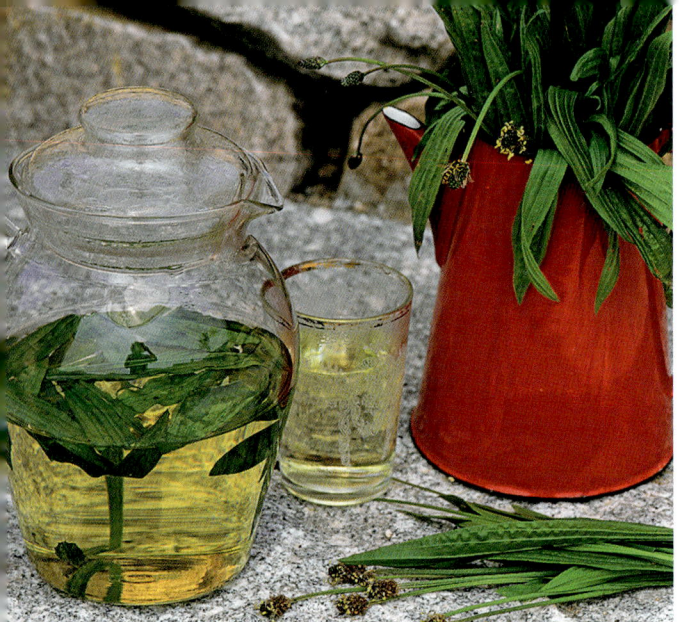

Spitzwegerich-Aufguss reinigt die Haut.

Spitzwegerich

Überall zu haben

Die meisten kennen ihn, doch sie nehmen ihn kaum wahr: Unauffällig wachsen seine Blattrosetten an Wegen und in Wiesen, und auch seine weißlichen Blüten sind wenig spektakulär. So unscheinbar er ist, so unentbehrlich ist der Spitzwegerich (*Plantago lanceolata*) in der Naturheilkunde wie in der Naturkosmetik, auch dank antibiotisch wirkender Inhaltsstoffe wie dem Glykosid Aucubin, das vor allem bei unreiner und fetter Haut sowie gegen Akne hilft. Weitere Inhaltsstoffe sind Schleim, Bitterstoffe und Kieselsäure.

Kompresse für reine Haut
— 1 Handvoll Spitzwegerichblätter
— $^{1}/_{4}$ l Wasser

Blätter mit kochendem Wasser überbrühen, 30 Minuten zugedeckt ziehen lassen, Baumwolltuch mit Flüssigkeit tränken, aufs Gesicht legen, mit einem Frotteehandtuch abdecken und 20 Minuten einwirken lassen; erst mit lauwarmen, dann mit kaltem Wasser nachspülen.

✳ *Tipp:* **Spitzwegerichblätter helfen bei leichtem Sonnenbrand und bei Insektenstichen: 3–4 Blätter nebeneinander legen, verknoten oder einfach verknäulen und in den Handinnenflächen so lange rollen, bis Saft austritt. Diesen einfach auf die betroffenen Hautpartien streichen.**

Zitronenmelisse

Blättchen verleihen Frischekick

Zitronenmelisse (*Melissa officinalis*) wächst hierzulande nur im geschützten Raum unserer Gärten. Bereits eine Pflanze im Garten liefert genügend Blätter für Naturkosmetik und Kräuterküche gleichermaßen. Das Kraut kommt ursprünglich aus warmen Mittelmeerländern und aus dem Vorderen Orient und gelangte bereits im 11. Jahrhundert nach Spanien. Als Gartenstaude ist sie unkompliziert und wächst in humusreicher, feuchter Erde am liebsten an Sonnenplätzen. Sie sät sich leicht selbst aus.

Ehe die Pflanze blüht und Bienen anlockt, besitzen ihre Blätter den höchsten Gehalt an Wirkstoffen: Ätherische Öle wie Citral und Geraniol, aber auch Bitterstoffe, Flavonoide,

Zitronenmelisse wirkt desinfizierend in Mundwässern.

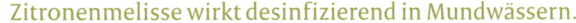

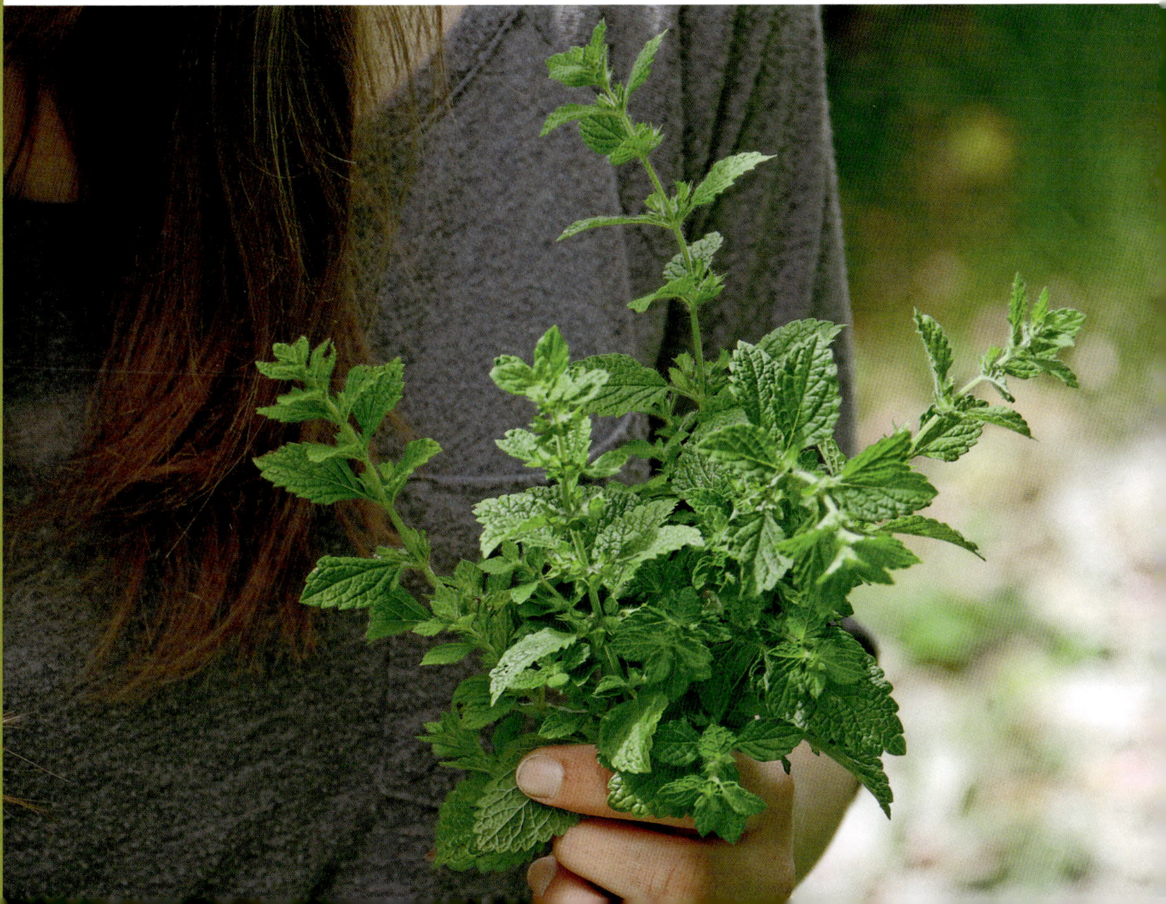

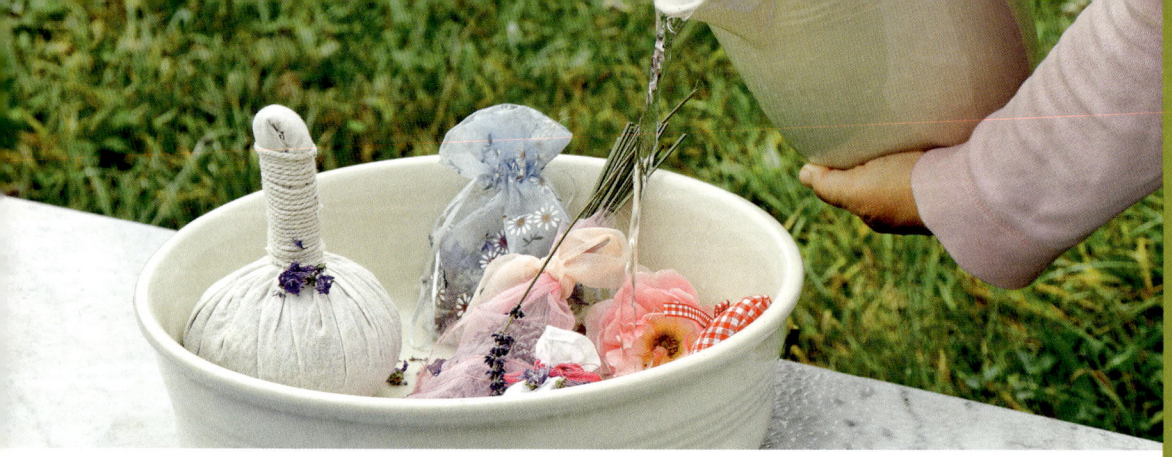

Für einen Aufguss werden Badekräuter wie Lavendel und Melisse mit heißem Wasser übergossen.

Gerbstoffe, Schleimstoffe, Harz, Glykoside, Saponine und Vitamin C verleihen ihr zahlreiche medizinische Wirkungen.

Melisse kommt in klärenden Reinigungslotionen, Gesichtswassern und Cremes zum Einsatz sowie in Mundwässern, die sanft desinfizieren, da dem Kraut bakterien- und virenhemmende Eigenschaften zugeschrieben werden. Seit der Antike nutzt man es auch als wohltuenden, entspannenden Badezusatz und als Einschlafhilfe.

❊ *Tipp:* **Frisch gequetschte Blättchen wirken kühlend und schmerzstillend bei Bienen- und Insektenstichen.**

Mundwasser für zitronenfrischen Atem

Das zitronenfrische Aroma dieses Mundwassers verleiht einen guten Atem und desinfiziert auf milde Art den Mund- und Rachenraum. Einen Spritzer alkoholische Tinktur in den mit Wasser gefüllten Zahnputzbecher geben, dann den Mund damit spülen.

— 1 Handvoll frische Melissenblätter
— 100 ml Alkohol (40 Vol.-%)

Blätter in ein dunkles Glas mit weiter Öffnung geben und mit Alkohol aufgießen, so dass alle Pflanzenteile bedeckt sind. Das Gefäß verschließen und etwa 3 bis 4 Wochen bei Raumtemperatur stehen lassen, ehe man die Flüssigkeit über einen Kaffeefilter oder ein Sieb mit Baumwollvlies abseiht.

Melissen-Honig-Bad

Dieses Bad wirkt wohltuend für gereizte Haut und Nerven gleichermaßen, da Inhaltsstoffe aus Melisse und Honig entspannen und beruhigen helfen. Honig schützt die Haut vor dem Austrocknen und hält sie geschmeidig.

Packen Sie 3 Handvoll frische Blätter in ein Leinentuch, das sie gut verknoten, lassen die Badewanne volllaufen und rühren eine halbe bis eine Tasse Bienenhonig unter, um beim Einatmen wohliger Düfte noch intensiver zu entspannen. Nach dem Bad ruhen Sie sich besser aus.

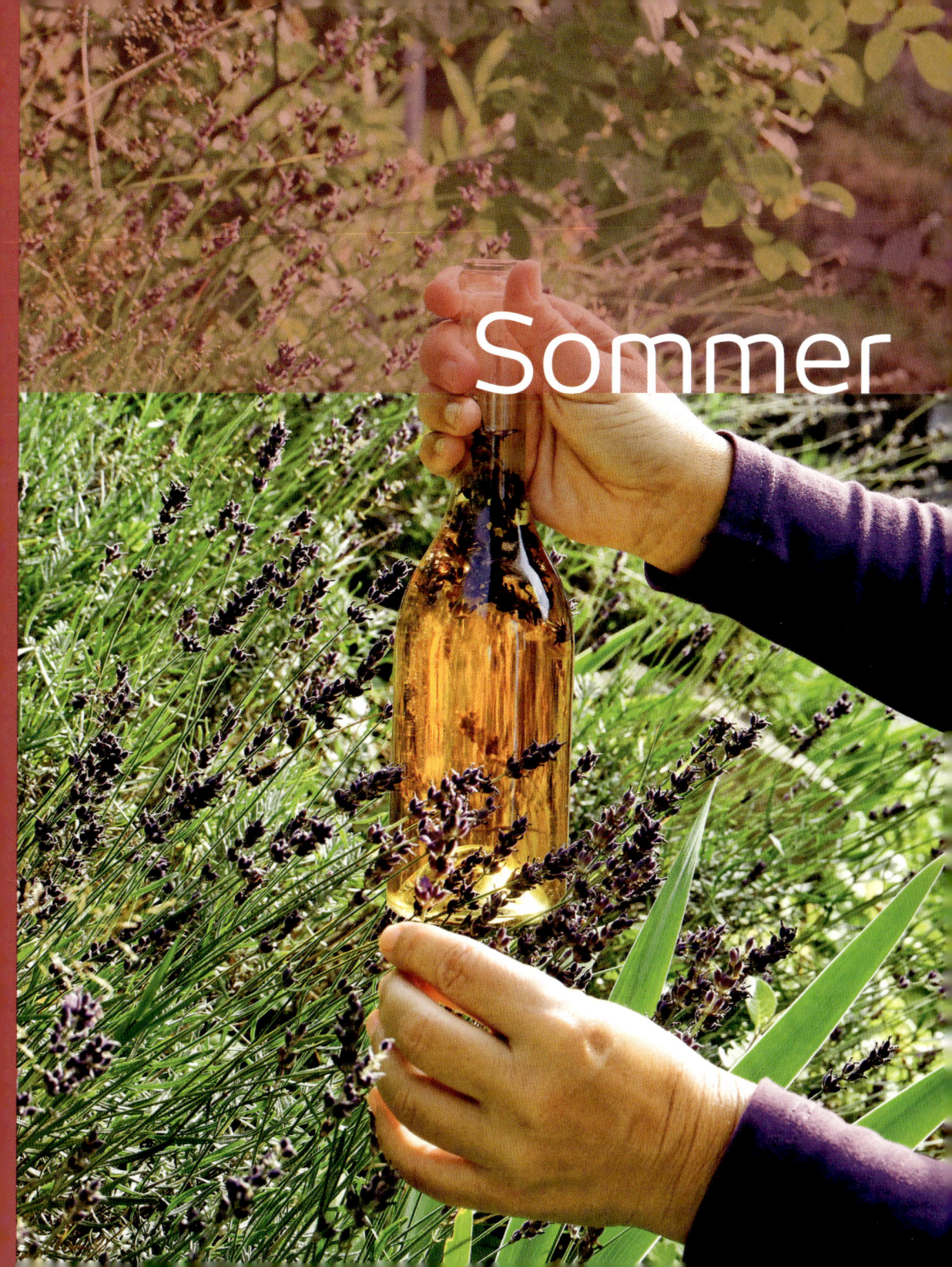

Sommer

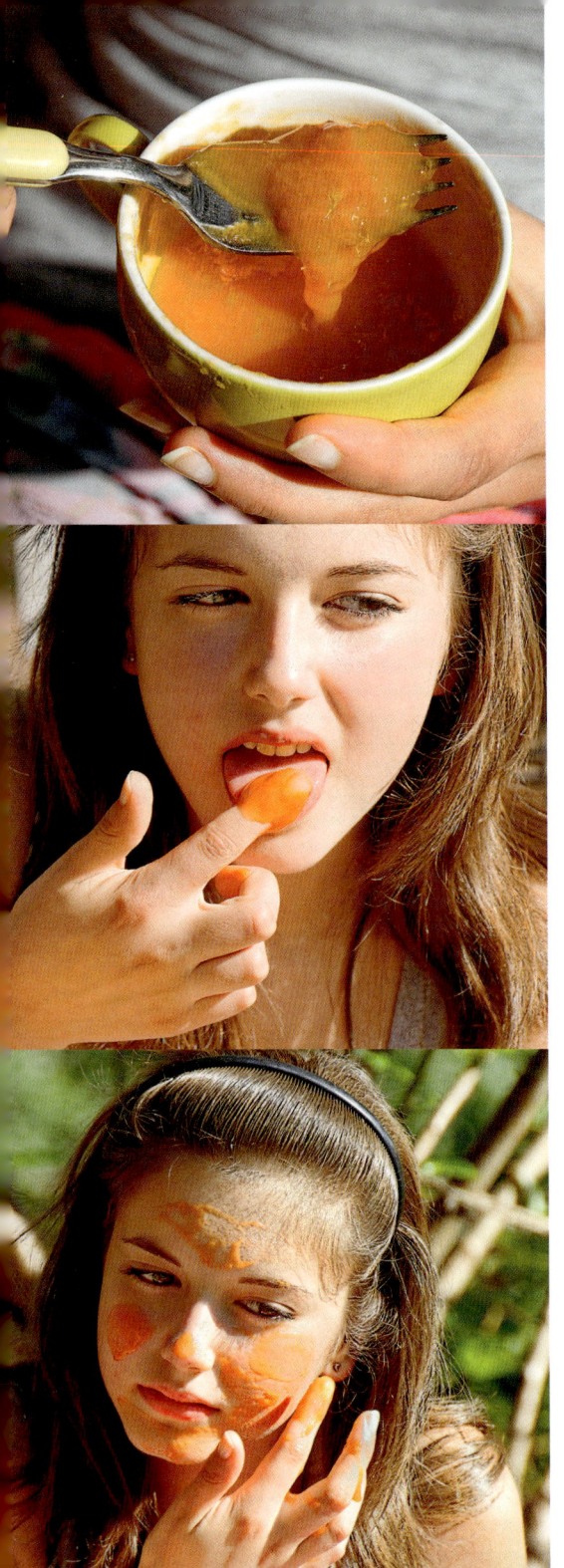

Aprikose

Wellness für Anspruchsvolle

Aprikosen stecken voller Mineralstoffe wie Calcium, Phosphor und Eisen und sind reich an Vitamin C und Karotin. Das Fruchtfleisch und die Schaleninnenseite lassen sich direkt auf die Haut auflegen, um diese zu erfrischen. Die Steinfrüchte gedeihen hierzulande nur in Weinbauregionen, da sie noch anspruchsvoller als Pfirsiche sind. Sie bevorzugen einen leichten Boden, der sich schnell erwärmt und viele Nährstoffe enthält.

Maske für straffe Haut

Diese Maske macht müde und welke Haut munter.

— 1–2 reife Aprikosen
— 1 TL Honig

Die Aprikosen pellen, entsteinen und das Fruchtfleisch mit einer Gabel zerdrücken. Das Mus mit Honig zu einem Brei mischen, auf das Gesicht auftragen und etwa 20 Minuten einwirken lassen; anschließend mit lauwarmen Wasser abspülen.

Brombeere

Reicher Blättersegen für Badende

Wilde Brombeeren (*Rubus fruticosus*) finden Sie auf Waldlichtungen, an Wegrändern, und mitunter erobern die Sträucher auch feuchte, schattige Stellen im Garten. Im Garten wächst die Brombeere robust und anspruchslos, zahlreiche Sorten bieten aromatische Früchte. Eine Wurzelsperre hält den Expansionsdrang der Sträucher in Grenzen.
Das Ernten der Beeren kostet immer wieder Kratzer, wobei es mittlerweile dornenlose Sorten gibt. Von Brombeeren können Sie auch die Blätter ernten: Diese enthalten fiebersenkende und entzündungshemmende Salicylsäure, weshalb ein Tee daraus auch bei Erkältungen und gegen Fieber verabreicht wird.

Baden in Brombeerlaub

Ein Brombeer-Bad ist ein sinnlich duftendes Vergnügen, das zu reiner Haut verhilft, da die jungen, gerbstoffhaltigen Blätter helfen, die Poren zu verengen und die Haut sanft zu klären.

— 2 Handvoll Brombeerblätter
— $1/2$ l Wasser
— 2–3 EL Bienenhonig

Dazu einen Blätteraufguss herstellen: 2 Handvoll Blätter mit ½ Liter Wasser überbrühen, 20 Minuten sanft kochen, abseihen, 2 bis 3 Esslöffel Bienenhonig unterrühren und den Sud ins Badewasser geben.

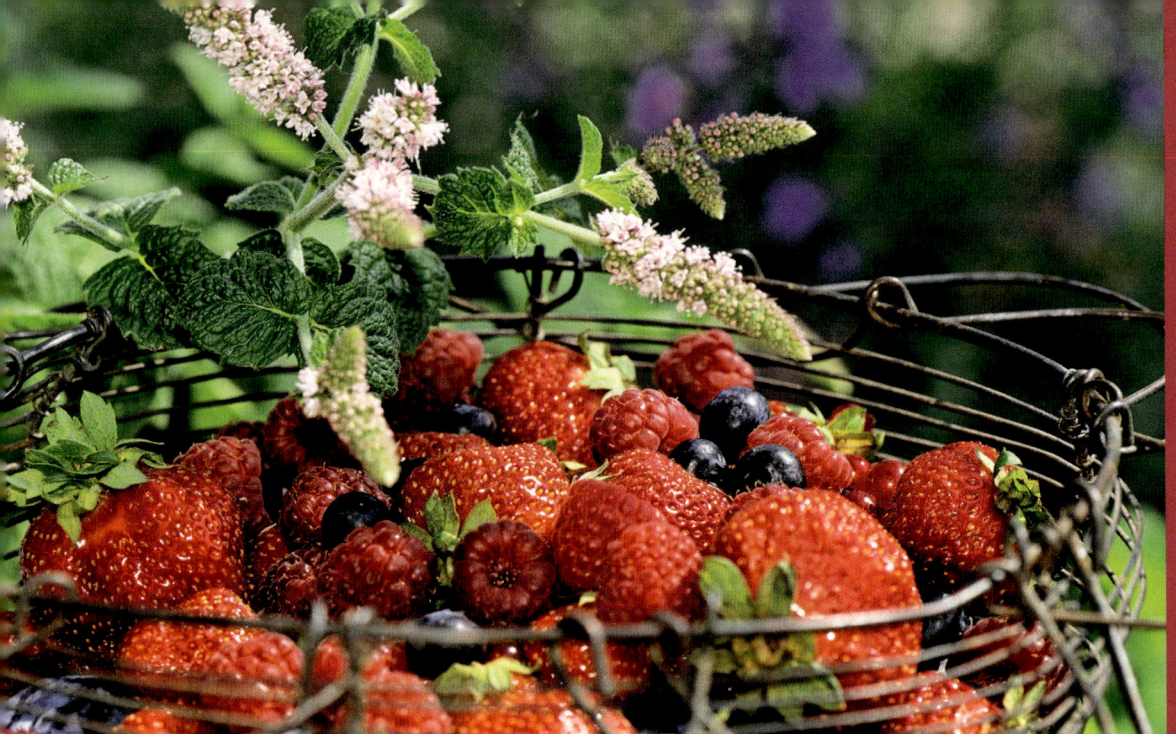

Erdbeere

Naschfrucht fürs Verwöhnprogramm

Viele Kosmetikrezepte mit Erdbeeren, besonders solche mit süßer Sahne, Joghurt, Quark und Honig, verlocken zum Naschen. Ist der Appetit groß, sollte man gleich eine größere Menge anrühren, um sich sowohl kulinarisch als auch kosmetisch zu verwöhnen. Erdbeeren stecken voller Mineralstoffe, sind reich an Fruchtsäuren und den Vitaminen A, B1, B2 und C sowie Folsäure. In den Früchten enthaltene Salicylsäure wirkt entzündungshemmend und hilft, abgestorbene Hautschüppchen abzutragen. Erdbeeren klären und reinigen die Haut, so dass sie weich wird und pflegende Stoffe leichter aufnimmt. Erdbeeren sollte man möglichst rasch verbrauchen, da sie schnell nachreifen und leicht verderblich sind. Neben den fein schmeckenden heimischen Walderdbeeren sind für die Schönheitspflege Monatserdbeeren und Gartenerdbeeren geeignet. Gartenerdbeeren im August im Abstand von 25 cm in humose, lockere, feuchte, leicht saure und besonnte Beete in Reihen pflanzen. Auf einer Schicht aus Stroh liegen die reifenden Früchte trocken und bleiben gesund.

Erdbeer-Apfelessig-Maske

Das Essig-Erdbeer-Duo erfrischt wunderbar, wobei der Essig die reinigende Wirkung der Erdbeeren verstärkt. Wichtig ist, die Augenpartie auszusparen, da es sonst in den Augen zwickt.

— 2–3 Erdbeeren
— 1–2 EL Apfelessig

Erdbeeren mit der Gabel zerdrücken, Apfelessig zugeben und die Mischung etwa 15 bis 30 Minuten ziehen lassen. Dann die dickflüssige Maske auftragen, 30 Minuten einwirken lassen, mit Wasser abspülen.

Erdbeer-Maske: Naschen erlaubt

Die Maske erfrischt, reinigt und hilft sonnengestresster Haut.

— $^1/_2$ Handvoll frische Erdbeeren
— 2 EL Quark oder geschlagene Sahne

Die Erdbeeren mit Quark oder Sahne pürieren und den Brei auf die Gesichtshaut, den Hals und das Dekolleté verteilen. Wer die Haut zusätzlich nähren möchte, mischt einen Teelöffel Honig darunter, während ein Spritzer Zitronensaft zusätzlich für Erfrischung sorgt. Für ein Peeling noch 2 Esslöffel Haferflocken unterrühren. Nach 10 bis 20 Minuten mit lauwarmem Wasser abspülen.

Wenn Sie die Maske mit einem angefeuchteten Baumwolltuch abdecken, wirkt das Gemisch intensiver. Unter dem Tuch gelingt es leichter, abzuschalten und zu entspannen, und auch die Versuchung, die Maske wegzuschlecken, ist geringer. Wer auf Erdbeeren allergisch reagiert, probiert es mit Himbeeren.

Statt Quark können Sie auch Joghurt verwenden, dann sollten Sie allerdings so lange liegen bleiben, bis die Maske angetrocknet ist.

Erdbeeren für weiße Zähne

Erdbeeren haben einen leicht bleichenden Effekt auf Zähne wie auch Haut.

— 1 Erdbeere mit Stiel

Die Frucht halbieren, an ihrem Stiel halten und die Erdbeerhälfte über die Zähne streichen.

✳ *Tipp:* **Erdbeersaft auf Mitesser gerieben hilft, diese zu vertreiben. Statt Gesichtswasser zu verwenden, reiben wir die Haut gelegentlich mit Erdbeersaft ab.**

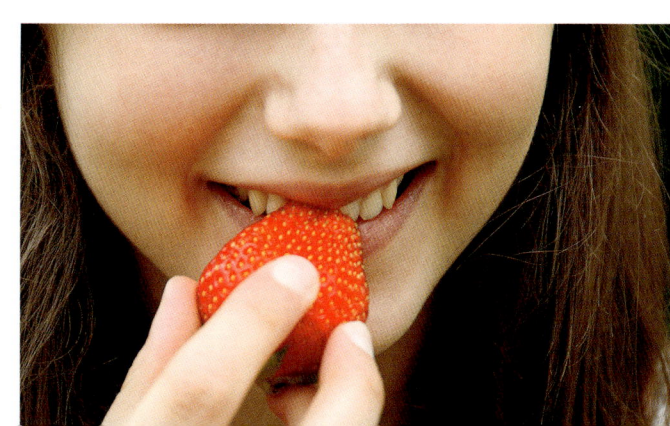

Gurke

Scheibchen voll Mineralien

Wer an Naturkosmetik denkt, der sieht meist das Bild von Gurkenscheiben vor sich, die auf der Haut liegen. Und auch wenn jedes Kind weiß, dass Gurken erfrischen, glätten und straffen, so landen Gurken eher im Sommersalat als auf der Haut. Schade, denn das Gemüse steckt voller Vitamine, Mineralstoffe, Schleimstoffe und antibakteriell wirkendem Schwefel.
In sonnigen, windgeschützten Beeten sät man Gurken (*Cucumis sativus*) ab Anfang Mai aus. Die Rankpflanzen brauchen viele Nährstoffe und wollen gut mit abgelagertem Kompost und regelmäßigen Wassergaben versorgt sein.

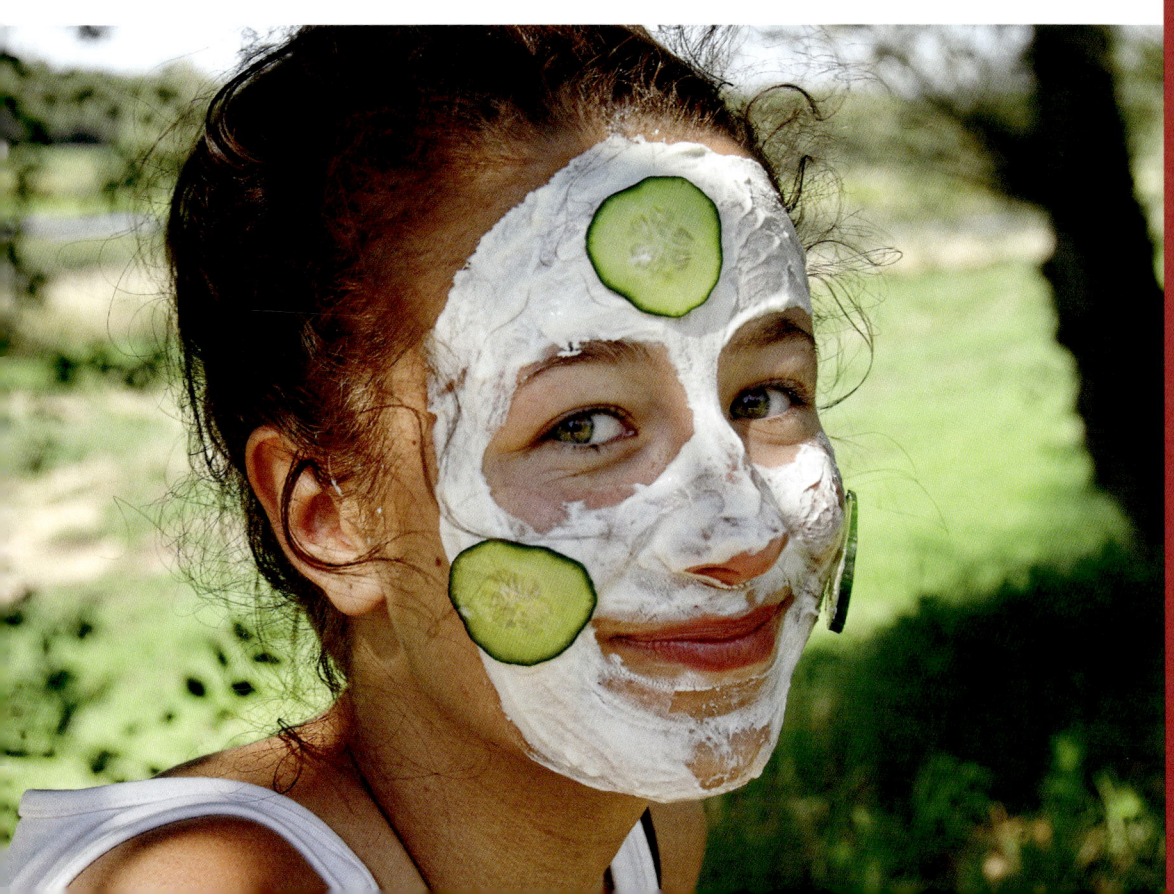

Auf die Schale kommt es an

Einfacher geht es nicht: Sie bereiten ein Sommerfest vor und haben keine Zeit mehr, sich zu verwöhnen? Dann muss die Kraft der Gurke ran. Einfach die Schalen mit den Innenseiten auf die Haut legen oder mit den Gurkenstreifen die Haut einreiben – sogleich spüren Sie den kühlenden Frischeeffekt.

Maske mit Aloe

Ob dünne Gurkenscheiben wie Wattepads auf Augen oder Gesicht liegen oder ob Gurkensaft mit Quark oder Joghurt verrührt wird – erfrischend wirken Gurken immer!
— $^1/_2$ Gurke
— 3 EL Quark oder Joghurt
— (eventuell 2 EL Aloe-Vera-Gel)

Eine halbe Gurke raspeln oder mixen, durch ein Sieb drücken und mit 3 EL Quark oder Joghurt zu einer glatten Maske verrühren. Für Feuchtigkeit 2 Esslöffel Aloe-Vera-Gel untermischen.

✲ *Tipp von Oma:* **Gurkensaft – und die Sommersprossen werden blass**

Gurkenschaum-Lotion statt Seife

Diese Mischung eignet sich als hautschonende Alternative zu Wasser und Seife vor allem für trockene, empfindliche Haut.
— 1 10–cm-Stück Gurke
— 1 Eigelb
— (eventuell $^1/_4$ Hefewürfel)

Beide Zutaten mit einem Mixer oder Zauberstab pürieren und die Lotion mit einem Wattebausch auf die Haut tupfen, 1 bis 2 Minuten einwirken lassen, dann mit klarem Wasser abspülen.

✲ *Tipp:* **Wer ¼ Hefewürfel untermixt, nährt seine Haut zusätzlich.**

Füße erfrischen

Nach einem langen Marsch gibt es nichts Schöneres, als die Schuhe auszuziehen und die Füße mit einer Gurkenmaske zu erfrischen.
— 1 Gurke

1 Gurke raspeln, den Gurkensalat in eine Kunststoffwanne geben, die Füße hineinstellen und die Gurkenstücke über den Füßen verteilen und 10 Minuten einwirken lassen.

Himbeere

Unwiderstehliche Früchtchen für Sonnenanbeter

Himbeeren sind nicht nur delikat, sie verwöhnen die Haut mit Vitaminen und Mineral-stoffen. Im Garten wachsen sie als Hecke am Zaun entlang, gerne auch als Spalier. Von Himbeeren gibt es frühe und späte Sorten, so dass Sie den ganzen Sommer über bis in den Herbst hinein ernten können. Himbeersträucher pflanzen Sie im Herbst in Reihen mit 40 bis 60 cm Abstand. Die Sträucher bevorzugen leicht saure, durchlässige, mög-lichst lehmhaltige Erde und halbschattige, windgeschützte Orte.

Maske: Einmal Himbeer-Sahne bitte!

Müde, welke sowie sonnengestresste Haut hat nach dieser Vitaminkur einfach keine andere Wahl als proper zu strahlen.

— 6–10 Himbeeren
— 1 TL Honig

Himbeeren mit einer Gabel zu Mus zerdrücken, Sahne unterrühren, das Gemisch aufs Gesicht auftragen und etwas antrocknen lassen, ehe nach etwa 10 Minuten mit lau-warmen Wasser abgespült wird.

Die Maske wird zugleich nahrhafter, wenn Sie 1–2 Esslöffel süße Sahne unterrühren.

❋ *Tipp:* **Eine lauwarme Kompresse mit Himbeerblätter-Tee hilft, unreine Haut zu klären.**

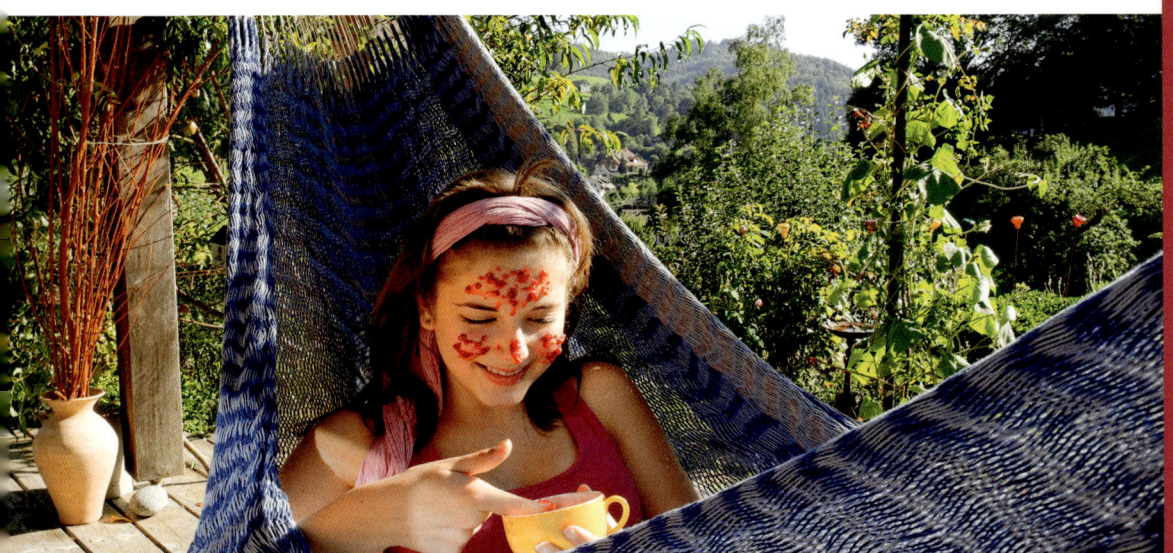

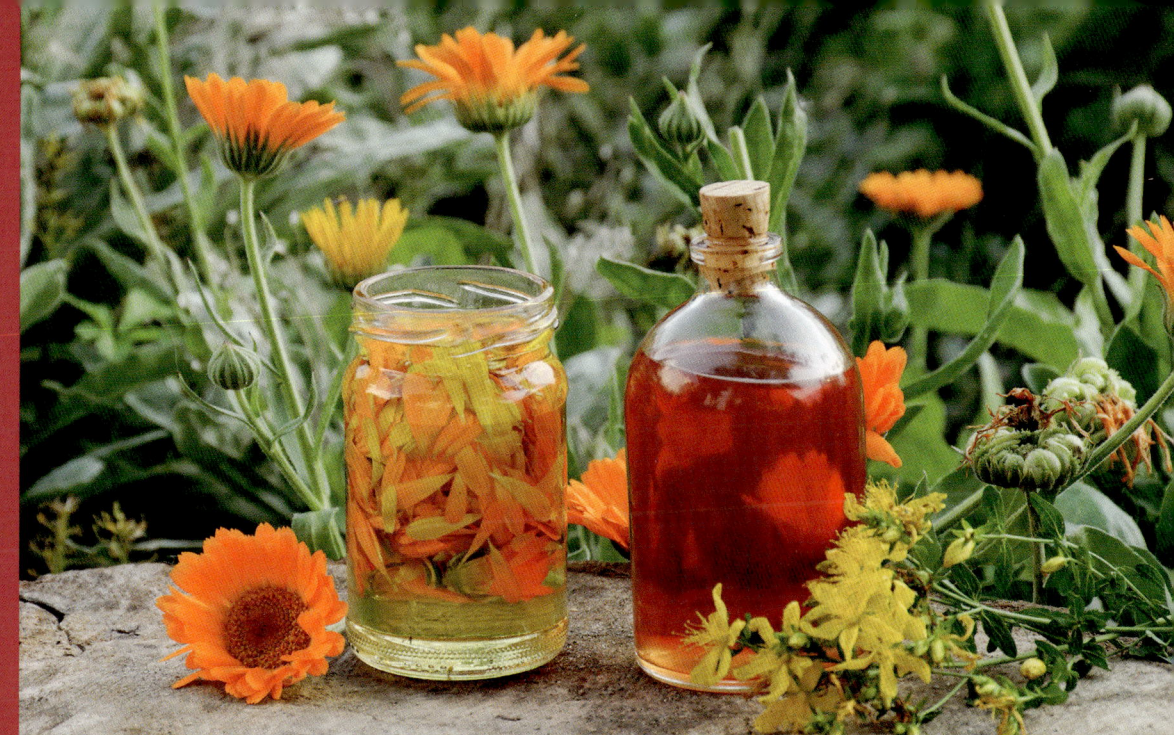

Ringelblumenöl (links) und Johanniskrautöl (rechts)

Johanniskraut

Sonnwendkraut als Wundarznei

Johanniskraut (*Hypericum perforatum*) wächst an trockenen, warmen Weg- und Waldrändern, an Gebüschsäumen, auf lichten Waldwiesen und auf Brachflächen. Wer Rotöl herstellen will, sammelt die gerade noch ungeöffneten, trockenen Knospen oder die geöffneten Blüten, die Kräuterkundige traditionell ab dem Johannistag (24. Juni) zupfen. Johanniskraut enthält ätherische Öle, Gerbstoffe, Flavonoide und den roten Pflanzenfarbstoff Hypericin. Dieser tritt aus und färbt die Haut rot, wenn man eine Blüte zwischen den Fingern quetscht.

Im Garten braucht Johanniskraut viel Sonne, durchlässigen Boden, dann zeigt sich die bis zu einem Meter hohe Pflanze anspruchslos und ausdauernd. Mischen Sie beim Pflanzen etwas Algenkalk unter eine Hand voll Kompost und halten Sie 30 cm x 40 cm Pflanzabstand ein. Die Wildstaude ist hübsch als Nachbar zu Lavendel und Ysop. Für Nachwuchs ist über Ausläufer und Samen gesorgt.

Für die äußerliche Anwendung hat sich Rotöl bewährt bei Sonnenbrand, Verbrennungen oder Verbrühungen sowie zum Einreiben bei Hexenschuss, Rheuma und bei Nervenschmerzen.

Johanniskrautöl gegen Sonnenbrand
— 10 g getrocknete oder 20 g frische Johanniskraut-Blüten
— 90 ml Sonnenblumen- oder Olivenöl

Die Pflanzen in ein helles Gefäß geben, mit Öl übergießen und 6 Wochen hell und warm stellen; mehrmals täglich schütteln und darauf achten, dass alle Pflanzenteile stets bedeckt sind. Anschließend über ein Sieb abfiltrieren und in kleinen, dunklen Flaschen kühl aufbewahren. Das Öl hält dann etwa ein Jahr.

Johanniskraut als Wundheilsalbe
— 100 ml Sonnenblumenöl
— 10 g Bienenwachs
— 20 g frische Johanniskraut-Blüten

Öl und Kräuter in einem Topf auf etwa 70 °C erwärmen, die Blüten unter Rühren etwa 20 bis 30 Minuten ausziehen, über ein mit Baumwolltuch ausgeschlagenes Sieb abgießen, die Reste gut auspressen. In das auf diese Weise gewonnene Öl das Bienenwachs geben, dieses bei niedriger Hitze schmelzen lassen, den Topf vom Herd nehmen, einige Minuten weiter rühren, bis sich alles gut vermischt hat, dann heiß in Salbendöschen füllen. Diese mit einem Küchentuch abdecken, damit Feuchtigkeit beim Abkühlen verdunsten kann, nach dem Erkalten mit dem Deckel verschließen. Die Salbe lichtgeschützt und kühl aufbewahren und den Inhalt nach Bedarf mit einem sauberen Spaten oder Löffel entnehmen. Die Salbe lässt sich genauso auch aus Rotöl bereiten.

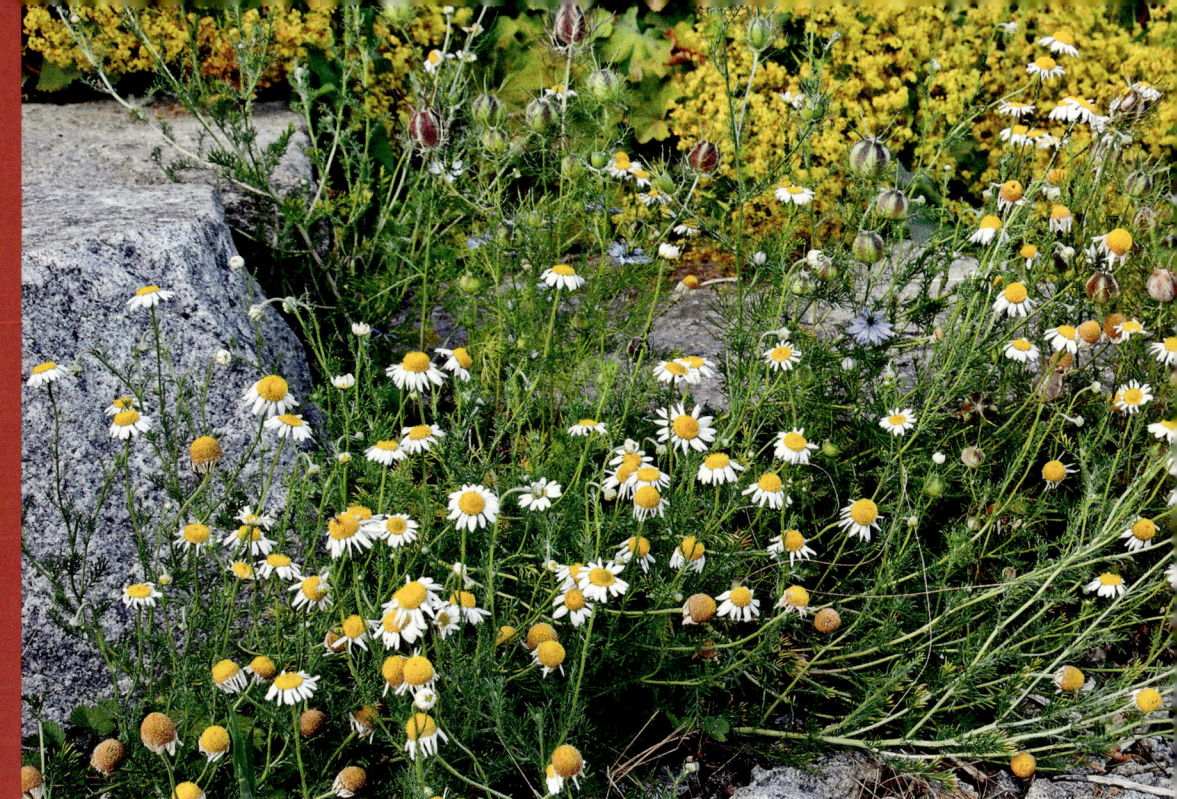

Kamille

Die Grande Dame der Schönheitskräuter

Die Kamille (*Matricaria chamomilla*) steht im Ruf die älteste und bekannteste Heilpflanze der Menschheit zu sein. Sie ist auch für die Schönheitspflege wertvoll. Früher konnte man sie jederzeit nach Bedarf vom Ackerrand pflücken, doch ist sie dort selten geworden, da Landwirte Wildkräuter meist wegspritzen. Daher haben sie viele in ihre Gärten geholt, wo sie im Kräutergarten und zwischen Gemüse und Salat wächst. Sie sät sich selbst aus, ihre Blüten ernten wir ab Mai bis September, am besten um die Mittagszeit, sobald etwa zwei Drittel der Röhrenblüten geöffnet sind. Die Echte Kamille duftet intensiv, wenn Sie ihre Blütenköpfe zerreiben. In ihnen sind ätherische Öle, Kumarine, Schleimstoffe und Flavonoide enthalten. Die Blüten sind innen hohl, was sie von denen der nicht duftenden Acker-Hundskamille (*Anthemis arvensis*) unterscheidet, mit der sie manchmal verwechselt wird.

Kamillendampf für Gesicht und Hände

Ein Dampfbad hilft Pickel und Mitesser wirkungsvoll zu begegnen.
— 1 Handvoll Blüten
— 1 l Wasser

Wasser zum Kochen bringen, auf 80 °C abkühlen lassen, die Blüten damit überbrühen und zugedeckt 10 Minuten ziehen lassen, dann ein Handtuch über dem Kopf ausbreiten, sich über den Topf beugen und die Dämpfe einwirken lassen. Danach mit kaltem Wasser spülen, um die Poren wieder zu verengen. Wer verschnupft ist, hat den doppelten Nutzen, da es hilft, die Atemwege frei zu machen.

Nach oder statt dem Dampfbad können Sie ihre Hände in dem Sud baden. Dieser pflegt sanft rissige Haut und wirkt entzündungshemmend.

✳ *Tipp:* **Strahlende Augen erwünscht? Einfach zwei Wattepads in Kamillentee tauchen, ausdrücken und 10 Minuten auf die Augen legen. Macht müde Augen munter, wirkt beruhigend und abschwellend.**

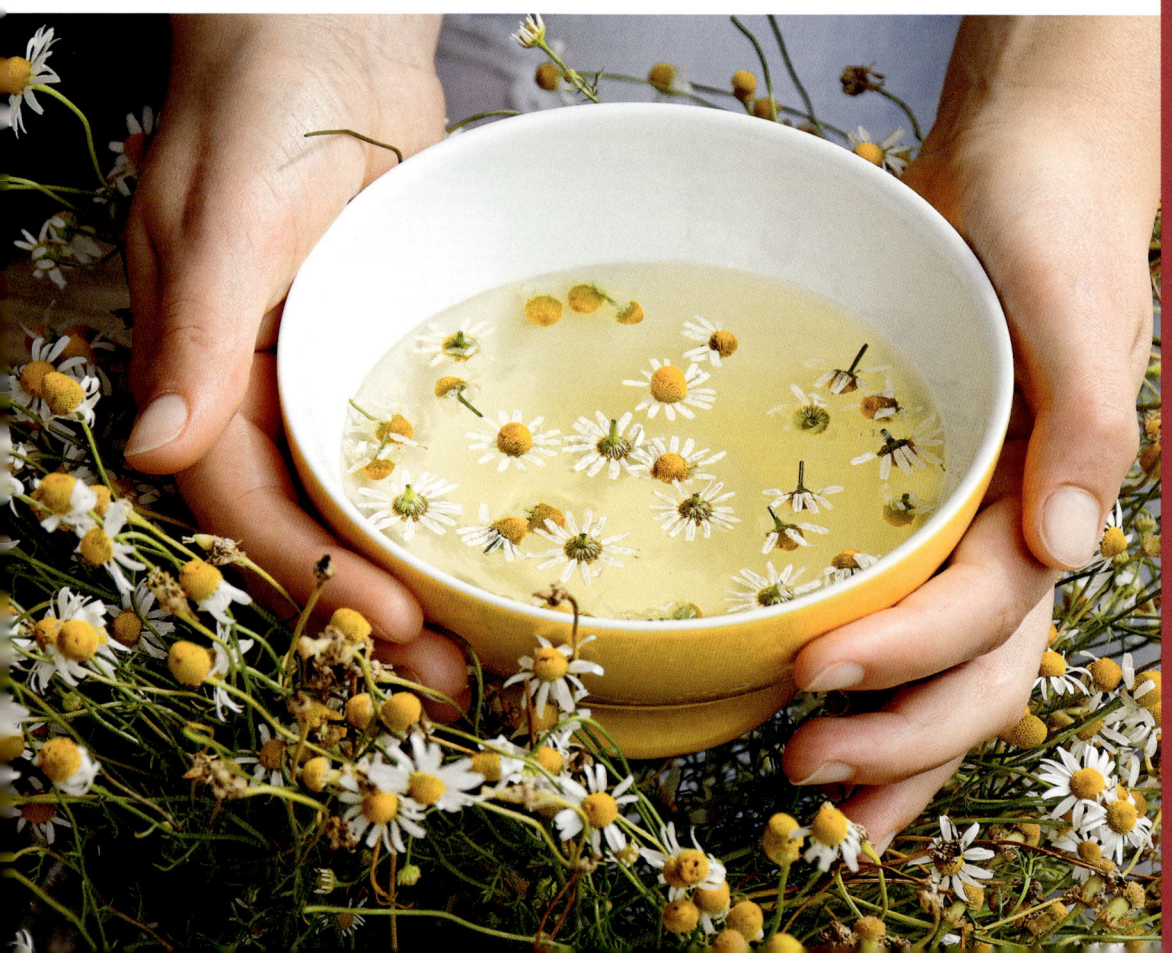

Maske für feine Jugendhaut

Wenn Jugendliche wüssten, wie gut diese Maske bei entzündlicher, unreiner Haut wirkt, dann würden sie herkömmliche Pickelentferner im Verkaufsregal stehen lassen. Die Maske beruhigt die Jugendhaut auch langfristig, so dass es reicht, diese bei Hautproblemen alle 2 Wochen anzuwenden. Wer keine frischen oder getrockneten Blüten zur Hand hat, nimmt einfach Teebeutel.

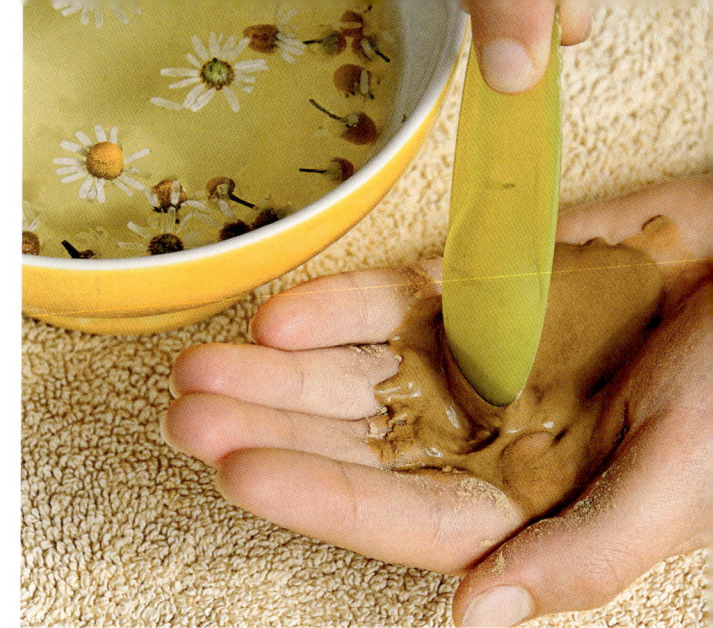

— 3 EL Heilerde
— 2 EL Kamillentee

Kamillentee und Heilerde zu einen dickflüssigen Brei mischen und mit einem Pinsel großzügig auf das Gesicht aufgetragen, wobei Mund- und Augenpartie ausgespart werden. Ist die Maske nach etwa 15 Minuten angetrocknet, diese mit lauwarmen Wasser abspülen und mit einem kalten Guss die Prozedur abschließen. Auf diese Weise schließen sich die geöffneten, gereinigten Poren wieder.

Essig-Kamillen-Bad

Wenn die Haut sich müde anfühlt und juckt, bringt sie dieses erfrischende Essigblütenbad wieder auf Trab.

— 1 Handvoll Kamillenblüten
— $^1/_4$ l Apfelessig

Blüten und Essig bis zum Sieden erwärmen, abdecken, vom Herd nehmen und etwa 4 Stunden ziehen lassen, dann durch einen Kaffeefilter abseihen und den Sud ins Badewasser geben. Die Mischung lässt sich in einem Schraubglas im Kühlschrank auch einige Tage aufbewahren.

❄ *Tipp:* **Blonde Haare bekommen einen goldenen Glanz, wenn sie regelmäßig nach dem Waschen mit Kamillentee gespült werden. Wer die Wirkung verstärken möchte, gibt ein paar Spritzer Zitronensaft hinzu.**

Lavendel

Das reine Duftwunder

Für das Bereiten von Lavendel-Kosmetik schneidet man die Blütenrispen, sobald sich die ersten Blüten zu öffnen beginnen. In diesen Tagen ist der Gehalt an wertvollen Inhaltsstoffen am höchsten. Die Blüten enthalten ätherische Öle, Kumarine, Gerbstoffe, Flavonoide, Saponine und Phytosterole. Das Erntegut trocknet man sanft im lichten Schatten, indem man es zu Büscheln gebunden kopfüber an luftigen, trockenen Orten aufhängt. Auch dort betört es die Sinne und zieht Menschen ebenso magisch an wie Bienen und Schmetterlinge – Schnecken dagegen können Lavendel nicht riechen. Echter Lavendel (*Lavandula angustifolia*) und seine Sorten wachsen im Garten als Kräutergarten-Bordüre, vor Steinmauern, im Kräutergarten oder in Kübeln auf der Terrasse. Kosmetisch nutzbar sind auch der Provence-Lavendel oder Lavandin (*Lavandula x intermedia*) und seine Sorten. Diese haben eine längere Blütezeit bis in den August hinein. Vor allem in kühlen Gegenden benötigen sie einen guten Winterschutz, etwa aus Reisig.

Lavendelsalz (links) und -essig (rechts)

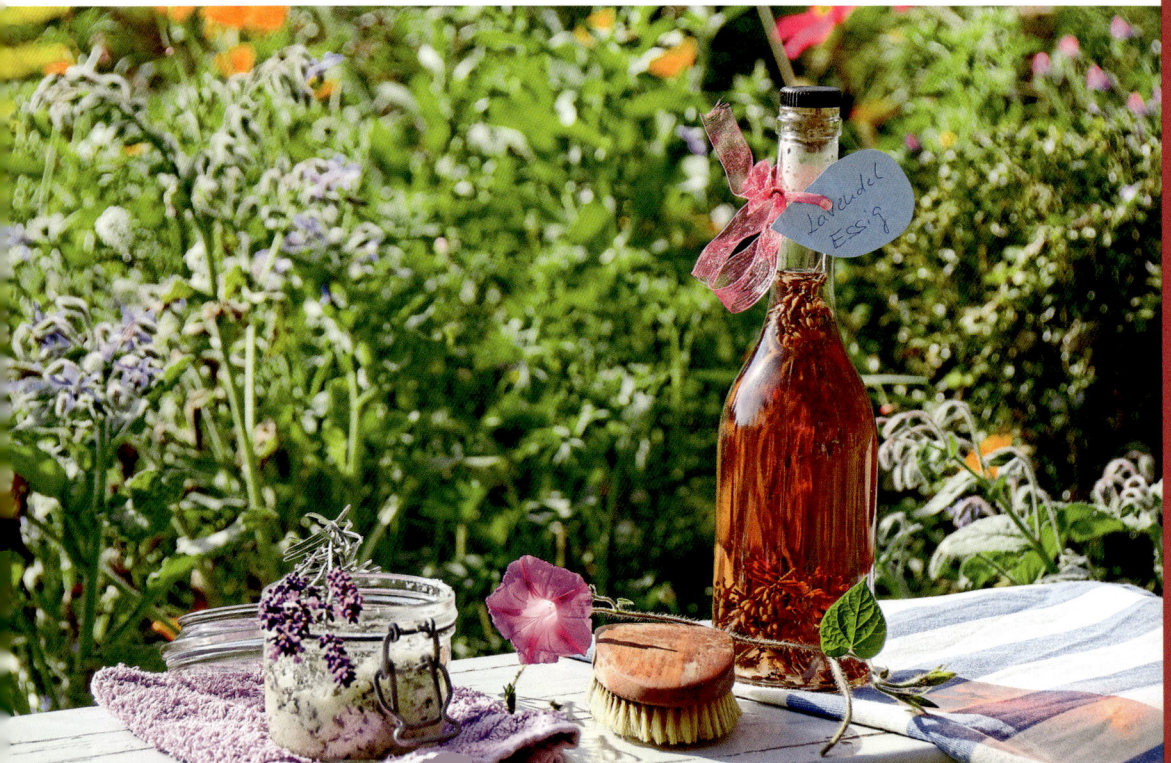

Lavendel verlangt Sonnenplätze auf durchlässigem, lehmig-humosem Boden, der kalkhaltig ist. Es teilt sich diesen Platz gerne mit anderen Südländern wie Thymian. Es empfiehlt sich, alle ein bis zwei Jahre Magnesiumkalk rund um die Sträucher einzuharken.

Blaublütiger Ölauszug
— 2 Handvoll frische Lavendelblüten kurz vor dem Aufblühen
  oder 3 getrocknete EL Lavendelblüten
— $^1/_2$ l natives Olivenöl oder Mandelöl

Blüten in eine weithalsige Flasche füllen, mit Öl übergießen, 4 Wochen lang an einen
sonnigen Platz stellen, einmal am Tag schütteln. Nach 4 Wochen abseihen, die Pflanzenteile über ein Mulltuch abfiltern und in eine Braunglasflasche füllen. Falls das Öl
nicht intensiv genug duftet, setzen Sie es erneut mit frischen oder getrockneten Blüten an. Es hält einige Monate, pflegt die Haut, eignet sich als Badeöl und hilft, nach
einem anstrengenden Tag zu entspannen, da die ätherischen Öle wohltuend auf Körper und Seele wirken und das Einschlafen erleichtern.

Beruhigendes Badesalz
— 500 g Totes-Meer-Salz
— 5 EL getrocknete Lavendelblüten
— 25 Tropfen ätherisches Lavendel-
  öl

Zutaten schichtweise in hübsche Glas-
flaschen füllen und dabei die einzelnen
Lagen mit Öl beträufeln. Beim Benutzen
das Salz in einen Baumwollbeutel
geben, um die Lavendelblüten später
nicht abduschen zu müssen.

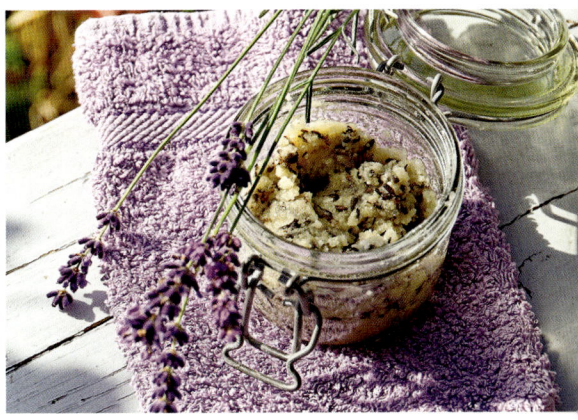

Englisches Beauty-Eau-de-Toilette
Englische Landladys setzen seit Generationen auf dieses Schönheitsmittel und wurden
dafür schon zu Königin Viktorias Zeiten für ihre wunderbar reine und feine Haut
gerühmt. Lavendel wirkt antiseptisch, besänftigt überaktive Talgdrüsen und regt das
Wachstum neuer Zellen an. Lavendelessig wird seit jeher als Eau de Toilette mit Wasser
verdünnt.
— 1 Handvoll Lavendelblüten
— $^1/_2$ l Obstessig oder Weißwein

Blüten in ein Schraubglas geben, Flüssigkeit darüber schütten, verschrauben, einmal
täglich schütteln und nach 7 bis 10 Tagen über ein Mulltuch abseihen. Den Essig vor
dem Verwenden mit der dreifachen Menge Mineralwasser mischen und beispielsweise in eine Sprühflasche füllen. Ein Spritzer unter den Achseln wirkt als sanftes
Deo, das an Urlaubstage in Südfrankreich erinnert.

Lorbeer

Siegerblatt für Rotschöpfe

Wie gelackt trägt der Lorbeer (*Laurus nobilis*) seine Blätter und gibt diese nicht nur zum Verfeinern von Bolognese-Sauce, Eintöpfen und Fleischgerichten her. Sein Laub kränzte im alten Rom die Häupter von sportlichen Siegern und Kaisern. Die Blätter enthalten ätherische Öle, die Aroma spenden.

Lorbeer stammt aus dem Mittelmeerraum und verträgt nur milde Winter, daher empfiehlt es sich in unseren Breiten, ihn im Kübel hinter Glas zu überwintern. In seiner Heimat wächst er als Baum bis 10 Meter hoch.

Rötlicher Schimmer für das Haar

Brünettes, blondes und rotes Haar erhält mit dieser Spülung einen rötlichen Schimmer.

— 1 Handvoll Lorbeerblätter (ca. 20–25 Blätter)
— 1 l Wasser

Lorbeerblätter 20 Minuten im Wasser sanft kochen, abseihen und die gewaschenen Haare mit dem handwarmen Sud ein paar Mal spülen, mit klarem Wasser nachspülen. Der Rotschimmer vertieft sich nach mehreren Anwendungen.

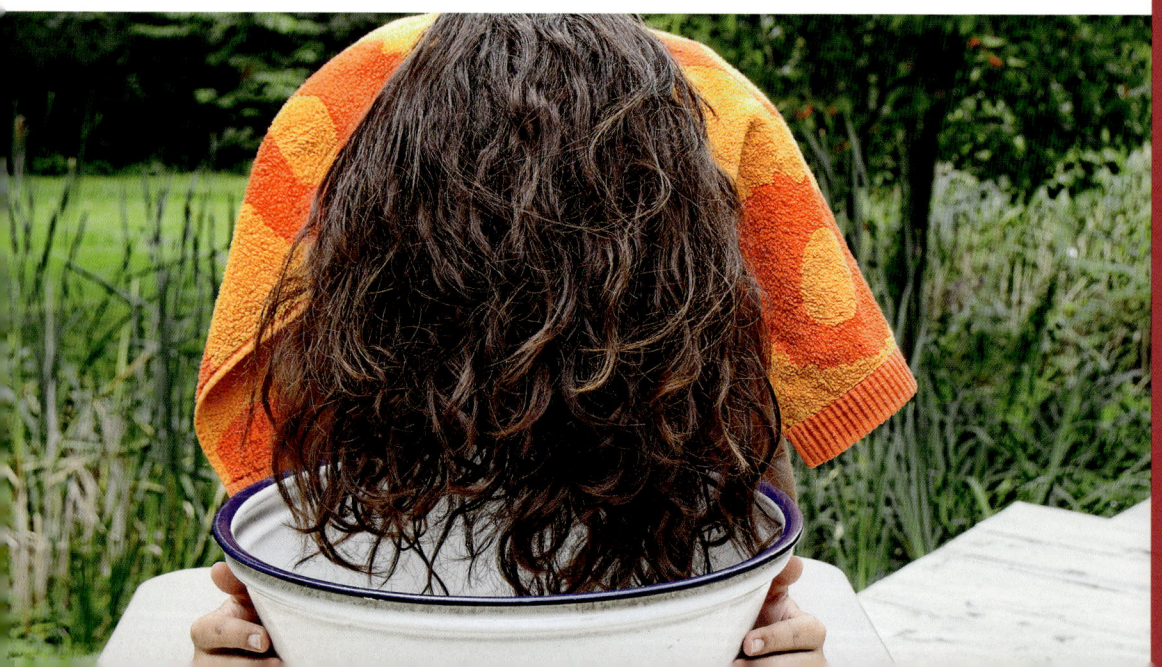

Malve

Blaue Blume für die „blaue Stunde"

Im Kräuter- und Blumenbeet sorgt die Wilde Malve (*Malva sylvestris*) mit feiner Eleganz für verträumte Stimmung, während sie uns in der Wanne blaue Stunden beschert. Die wilde Malve gedeiht anspruchslos, wird bis zu einem Meter hoch und blüht im Hochsommer rosarot bis bläulich mit dunklen Streifen. In der Natur findet man sie entlang von Wegrändern, Feldrainen und an sonnigen Hängen, wo sie stickstoffreiche Böden in warmer Lage schätzt. Die Blüten enthalten Schleimstoffe, geringe Mengen an Gerbstoffen sowie Anthocyane, die für die Blaufärbung des Badewassers verantwortlich sind.

Blau machen in der Wanne
— 3–4 Handvoll getrocknete Malvenblütenblätter
— 2–3 Handvoll Weizenkleie oder Haferflocken

Die Zutaten in ein Baumwollsäckchen füllen, verknoten und mit 1 Liter rund 80 °C heißem Wasser überbrühen, 5 Minuten ziehen lassen und ins Badewasser schütten. Es ergeben sich, je nach verwendeter Malvenart, unterschiedliche Blau- und Rottöne. Die wilde Malve (*Malva sylvestris*) färbt beispielsweise Wasser himmelblau. Malve, Kleie sowie Haferflocken stecken voller Schleimstoffe, die unsere Haut sanft umhüllen und sich vor allem als Badezusatz bei trockener Haut eignen.

❋ *Tipp:* **Wer einen leicht violetten Farbton im Altersgrau seiner Haare schätzt und experimentierfreudig ist, versucht Folgendes: Eine Handvoll Blüten in 150 ml kaltem Wasser aufsetzen, ca. 2–3 Stunden warten, bis sich Farbstoff aus den Blüten löst, und mit dieser Lösung an einer Haarsträhne testen, wie das Haar die Farbe annimmt.**

Malvenblüten färben Wasser blau.

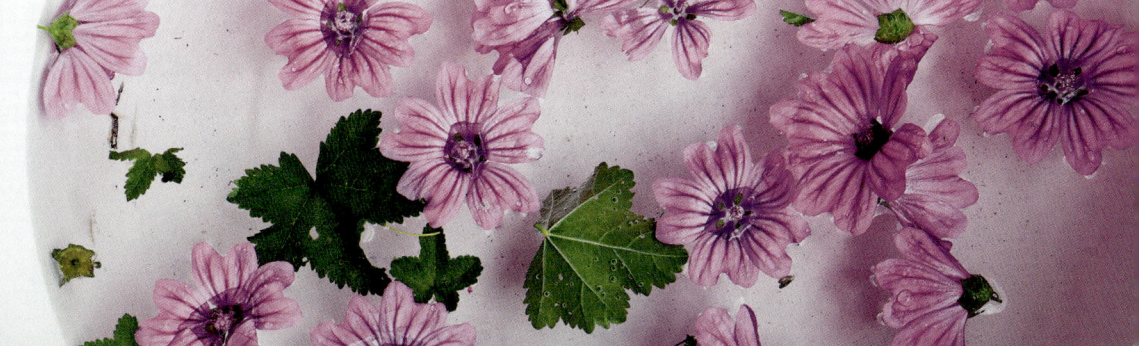

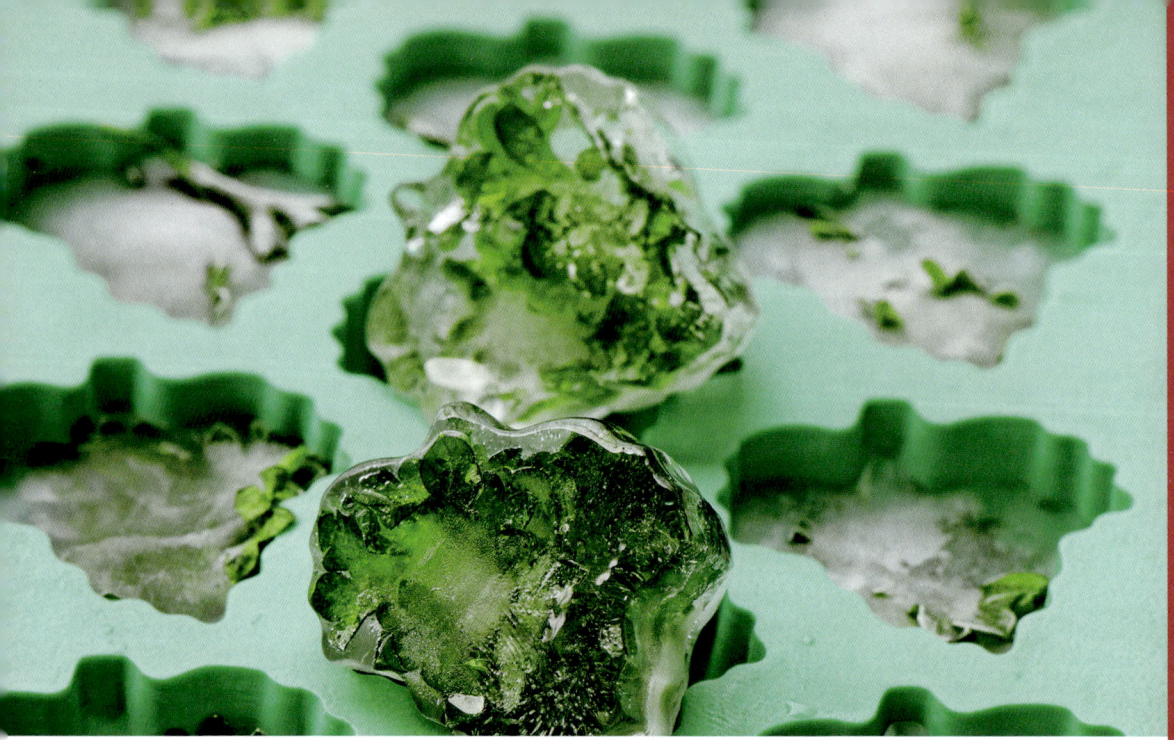

Petersilien-Eiswürfel-Augenrefresher

Petersilie

Küchenkraut mit Glamourfaktor

Petersilie (*Petroselinum crispum*) enthält das Schönheitsvitamin A in beträchtlicher Menge, weshalb sie in der Naturkosmetik unentbehrlich ist. Außerdem enthalten die Blätter reichlich ätherische Öle, Mineralstoffe sowie weitere Vitamine. Das zweijährige Küchen-kraut ist nicht kälteempfindlich und kann schon ab März ins Frühbeet gesät werden. Am liebsten wächst die Petersilie auf humusreichen, feuchten Plätzen, die halbschattig liegen. Frühjahrssaaten keimen langsam, Sommersaaten im August keimen leichter und schneller. Wichtig ist, das Kraut bei Trockenheit kräftig zu gießen. Sowohl glatt- als auch krausblättrige Sorten erntet man für die Naturkosmetik ganzjährig frisch vom Beet. Da Petersilie mit sich selbst unverträglich ist (sie zieht Nematoden an), müssen Sie diese jedes Jahr an eine andere Stelle im Beet säen.

Petersilien-Eiswürfel-Augenrefresher

Lässt dicke, schwere Augenlider wieder frisch aussehen.

— 1 Handvoll Petersilienblätter
— $^1/_4$ l Wasser

Blätter mit kochend heißem Wasser übergießen, zugedeckt 15 Minuten ziehen lassen, abseihen. Wattepads eintauchen und für 10 Minuten auf die Lider legen. Dies lässt Schwellungen abklingen. Alternativ den Sud in Eiswürfelformen gießen, nach Bedarf entnehmen und damit über die Augenpartie fahren.

❋ *Tipp:* **Den Saft von frisch zerkleinerten und gequetschten Petersilienblättern können Sie auf Mückenstiche und unreine Hautstellen tupfen. Auflagen mit Petersilie nutzte man einst, um Sonnenbrand zu lindern und um Sommersprossen verblassen zu lassen.**

Ein Kraut klärt auf

Das Küchenkraut verhilft zu schöner Haut. Wen unreine Haut, Pickel und Mitesser plagen, der setzt auf die reinigende, klärende Kraft eines Petersilien-Dampfbades:

— 2 Handvoll frisches oder getrocknetes Kraut
— 1 l Wasser

Blätter überbrühen, 5 Minuten ziehen lassen, dann das Gesicht etwa 10 Minuten in den Dampf halten und mit lauwarmem Wasser abspülen.

Pfirsich

Solche Haut will jeder!

Welche Frau hätte nicht gerne die berühmte Pfirsichhaut? Um diesem Ziel näherzukommen, nimmt man sich im Sommer einen Pfirsich, häutet ihn, püriert das Fruchtfleisch und verwöhnt damit die Haut. Pfirsiche enthalten Mineralstoffe wie Calcium und Phosphor sowie die Vitamine B1, B2, C und Provitamin A. Als Buschbäumchen gedeihen Pfirsiche vor allem in milden Weinbauregionen, nahe am Haus oder in geschützten Innenhöfen.

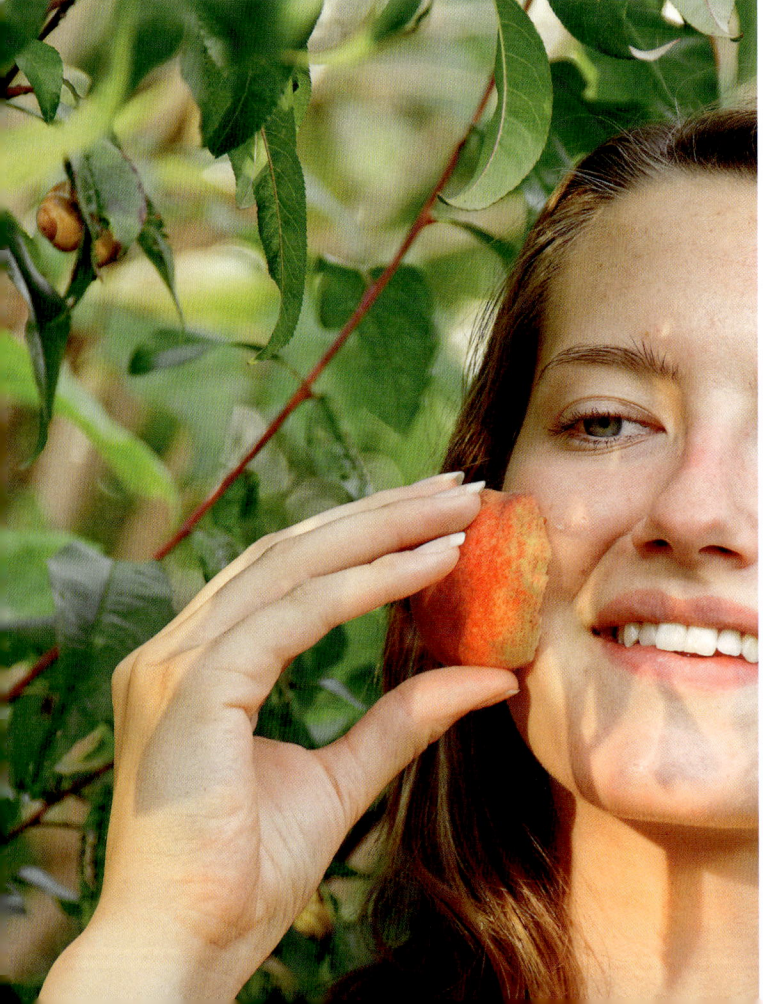

Fruchtmus als Verwöhnmaske

Eine Pfirsich-Maske verwöhnt alle Hauttypen
— 1 Pfirsich
— 1 EL Sahne oder Sauerrahm
— 1 EL Honig

Pfirsichhaut abziehen, Frucht entkernen, Fruchtfleisch mit einer Gabel zu Mus drücken, Sahne und Honig unterrühren, aufs Gesicht auftragen, 15 bis 20 Minuten einwirken lassen, dann mit Wasser abspülen.

Ringelblume

Strahleblüten voller
Sonnenkraft

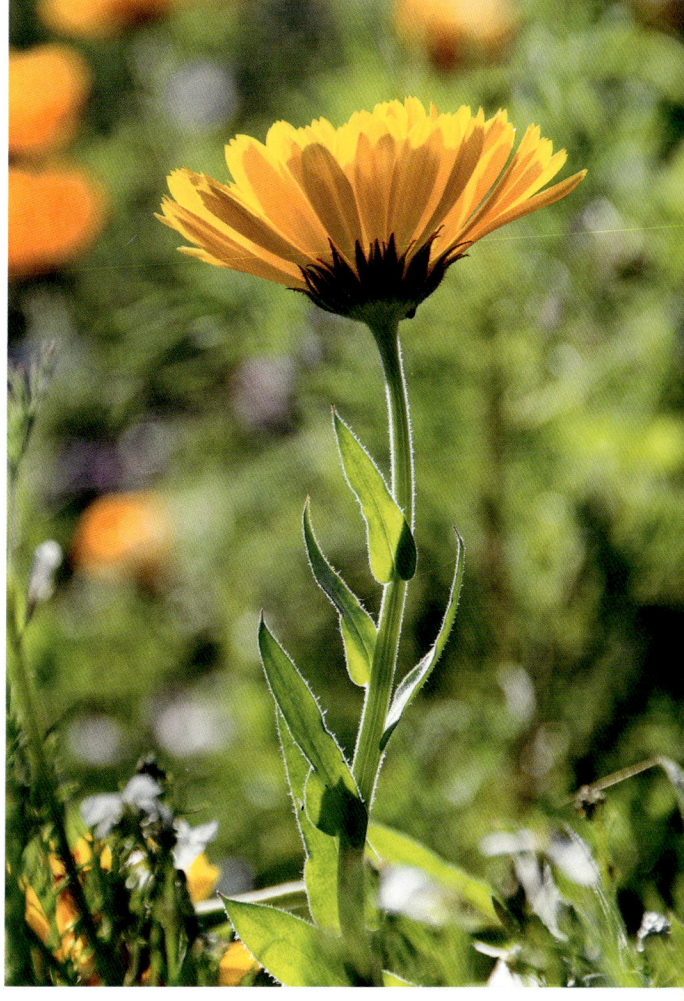

Mit der Sonne um die Wette strahlen die einjährigen Ringelblumen (*Calendula officinalis*). Mit ihren verschiedenen Gelb- und Orangetönen muntern sie jeden Garten auf und samen sich im Gemüse- wie im Blumen- und im Kräutergarten willig aus. Die Blütensonnen erntet man immer erst, wenn sie sich voll geöffnet haben. Ringelblumen-Inhaltsstoffe wirken haut- und schleimhautheilend, vernarbend, entzündungshemmend, krampfstillend, desinfizierend und abschwellend. In Ringelblumenblüten sind ätherische Öle, Cumarine, Triterpensaponine, Flavonoide, Xanthophylle, Triterpenalkohole, Carotinoide, Allantoin, Schleimstoffe, Phytosterin, etwas Salicylsäure, Bitterstoffe und Oleanolsäure enthalten.

Sonniger Blüten-Ölauszug

Das Öl hilft sonnengestresster Haut ebenso, wie es sich als Massageöl für schlecht durchblutete und raue Haut empfiehlt. Außerdem hilft es bei Entzündungen und kleinen Wunden und heilt wunde Kinderpopos.

— 2 Handvoll Ringelblumenblüten
— $1/_2$ l Olivenöl, Mandelöl, Sonnenblumenöl, Weizenkeimöl, Traubenkernöl

Blütenblättchen zupfen, in eine weithalsige Glasflasche geben und so mit Öl übergießen, dass alles gut benetzt ist. 2 bis 3 Tage im Hellen stehen lassen, täglich schütteln, mitunter zeigt sich eine gelbliche Färbung, dann über ein Mulltuch abseihen, Blättchen auspressen, in dunkle, verschließbare Flaschen umfüllen und dunkel und kühl aufbewahren. Das Öl lässt sich auch als feste Salbe bereiten: Dazu das Öl mit

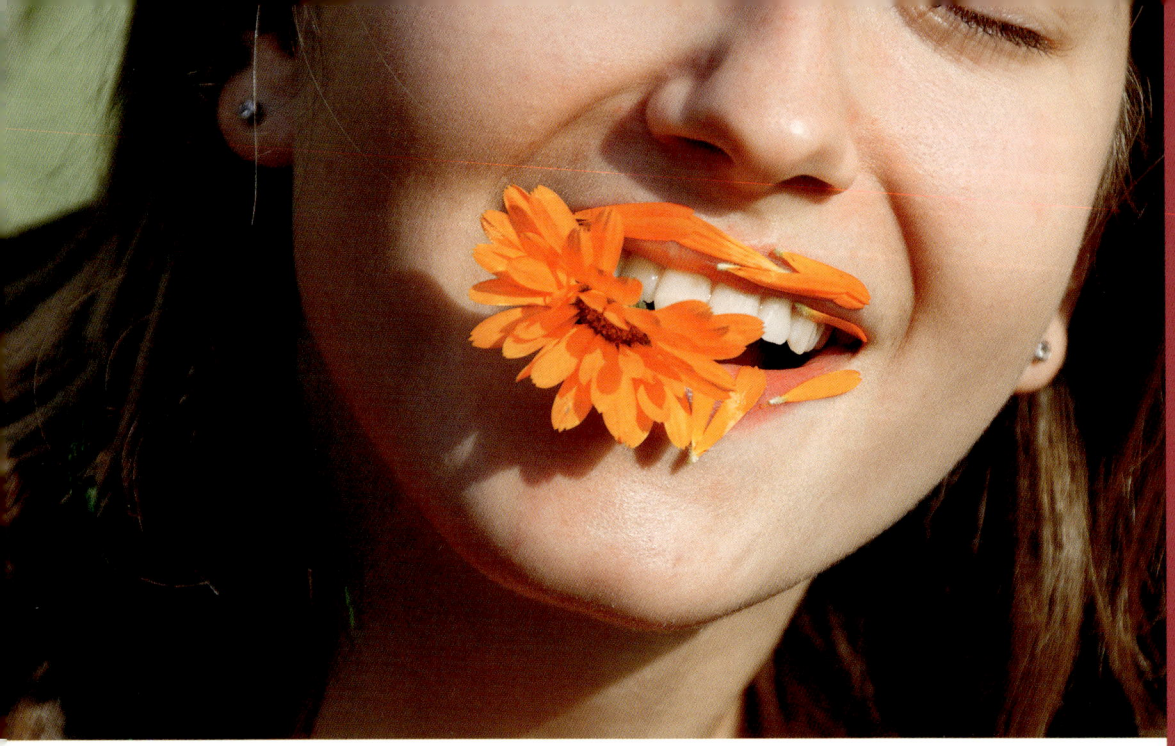

10 % Bienenwachs unter Rühren vorsichtig schmelzen, nicht überhitzen und in Döschen mit Schraubverschluss gießen, die im Kühlschrank einige Wochen aufbewahrt werden können.

Pomade für geschmeidige Lippen
— 3 EL frische, zerkleinerte Blüten
— 3 EL ungesalzene Butter oder Schmalz

Fett im Topf erwärmen, Blüten zugeben und rühren, bis die Butter sich verflüssigt und aufkocht, dann vom Herd nehmen, 10 Minuten zugedeckt ziehen lassen und, ehe die Butter fest wird, über ein Mulltuch abfiltern und dieses auspressen. In einem Döschen mit Schraubverschluss im Kühlschrank aufbewahrt, hält die Pomade einige Wochen. Sie verhilft zu geschmeidigen Lippen und hilft Schürfwunden verarzten.

Rose

Die Königin auch in der Naturkosmetik

Rosenblüten, die sich gerade zu öffnen beginnen, ernten Sie am besten an einem sonnigen Vormittag, ehe sich die ätherischen Öle verflüchtigen. Blütenblätter von Wildrosen, historischen Rosen und moderne Züchtungen, die fein duften, sind in der Naturkosmetik ebenso beliebt wie in der Blütenküche: „Duftet eine Rose gut, dann schmeckt sie auch", wissen ihre Liebhaber seit langen – und es versteht sich von selbst, dass Rosenfreunde ihre Liebsten nicht mit Giften besprühen. Seit jeher liefert die Damaszenerrose 'Trigintipetala' wertvolles Rosenöl. Sie duftet warm, tiefblumig, leicht würzig und honigartig. Im Garten wächst sie als winterharter Strauch bis zu zwei Meter hoch. Rosen lieben humosen, gut durchlässigen Boden und Sonnenplätze. Leichtem Erdreich mischt man Kompost unter, schwerer Erde, die viel Lehm enthält, wird scharfkantiger Sand ohne Feinanteile beigemengt. Auf leichten Böden duften Rosen schwächer. Diesen

Rosenblütenessig und -öl

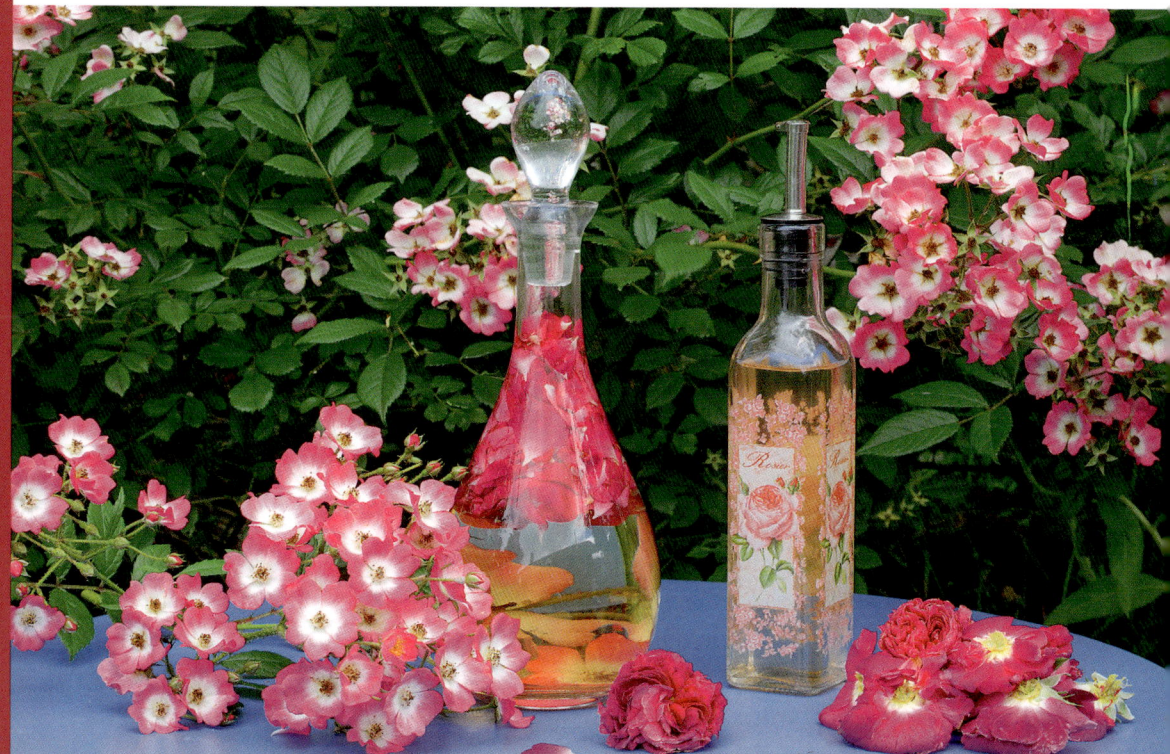

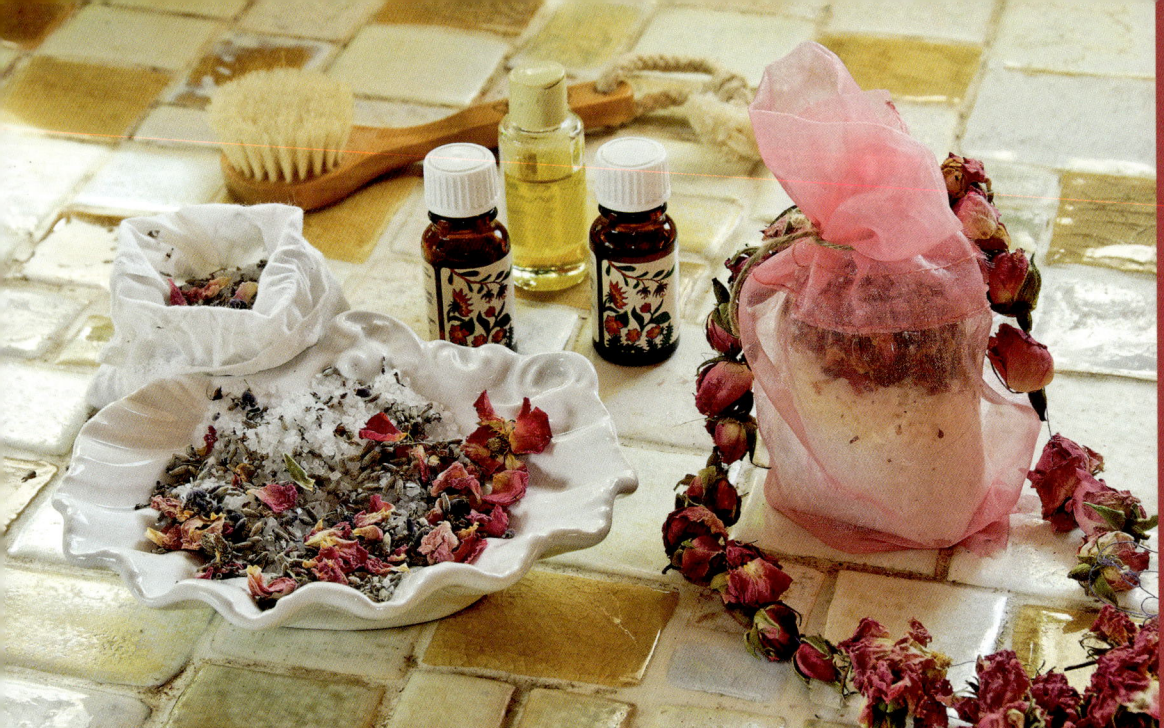

Rosenblüten-Duft-Potpourri für die Wanne.

Nachteil können Sie wettmachen, indem Sie alle zwei bis drei Jahre eine Extraportion gut abgelagertem Mist rund um die Pflanze verteilen.

Ein Bad mit Rosenblättern macht die Haut weich und geschmeidig. Auch ein Gesichtsdampfbad setzt wirksame Stoffe frei, die Poren reinigen, die Durchblutung anregen und die Haut beleben und erfrischen. Rosenblüten enthalten ätherische Öle, Gerb- und Bitterstoffe sowie Flavonoide.

Dampf mit Wohlgerüchen
— 1 Handvoll Rosenblütenblätter
— $1^1/_2$ l Wasser
— (eventuell 1 EL Honig)

Blütenblätter mit heißem Wasser (etwa. 80 °C) in einer Schüssel überbrühen, den Kopf über die Schüssel beugen und ein Frotteetuch zeltartig darüber breiten. Der Blütendampf belebt, reinigt die Poren und erfrischt die Haut. Nach 5 bis 10 Minuten das Gesicht abtrocknen. Alternativ bereiten Sie eine Kompresse, indem Sie die Blüten im heißen Wasser nach 5 Minuten abseihen, 1 Esslöffel Honig unterrühren und eine ausgedrückte Baumwollkompresse aufs Gesicht legen.

Rosen-Körperöl

Trockene, schuppige Haut verwöhnt dieses Rosen-Mandelöl.

— 2 Handvoll duftende Rosenblätter
— $^1/_2$ l Mandelöl

Rosenblütenblätter mit süßem Mandelöl aus der Apotheke oder dem Reformhaus übergießen. Die Blätter müssen bedeckt sein. Die Öl-Blüten-Mischung 4 Wochen an einem dunklen Ort stehen lassen, dann die Blütenblätter über ein Mulltuch abseihen und gut ausdrücken, das Öl in eine Braunglasflasche abfüllen und innerhalb eines halben Jahres verbrauchen.

Rosenblüten im Haarwasser

Dieses Rosenwasser lässt trockene, spröde Haare glänzen, versorgt sie mit Feuchtigkeit und hilft die Kopfhaut zu beruhigen. Da das Haarwasser leicht bräunlich gefärbt ist, verwendet man es besser nur für mittelblondes, braunes und schwarzes Haar.

— 1 Handvoll Rosenblütenblätter
— $^1/_4$ l Wasser

Blütenblätter in einem Topf geben, mit heißem Wasser (ca. 80 °C) übergießen, zugedeckt 20 Minuten ziehen lassen, dann durch ein Sieb abseihen. Mit dem Blütenwasser die Haare nach dem Waschen spülen. Verstärken lässt sich die Wirkung durch Kopfhautmassagen mit Rosenblüten-Essig.

Rosenblüten-Essig – schenkt feinem Haar neue Kraft

— 1 Handvoll Blütenblätter
— $^1/_2$ l Apfelessig

Die Blütenblätter in eine weithalsige Flasche schichten, mit Essig übergießen, so dass alle Pflanzenteile bedeckt sind, und mindestens 3 Tage stehen lassen, dann abseihen und dunkel aufbewahren. Innerhalb von etwa 6 Monaten verbrauchen. Der Essig aromatisiert auch Salate aufs Feinste!

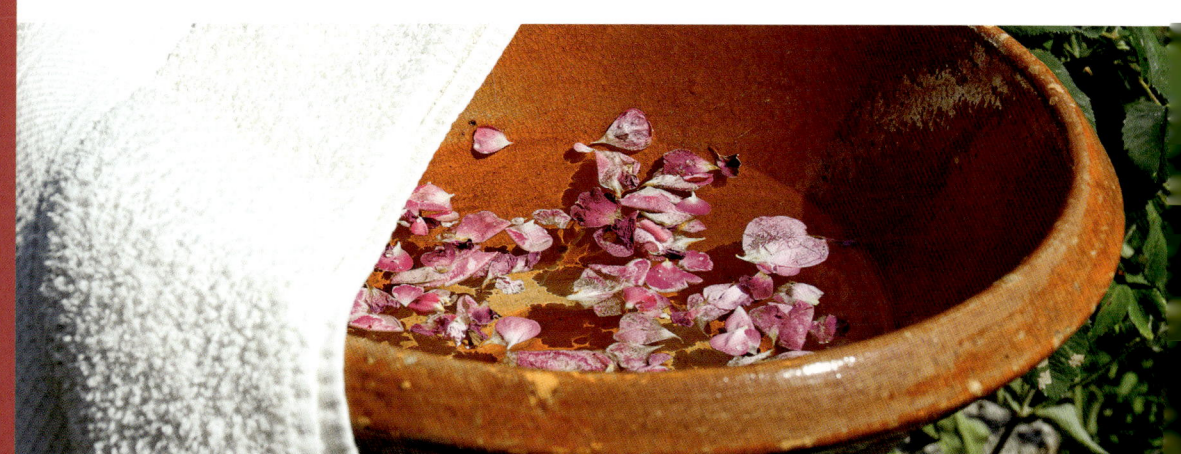

Rosmarin

Liebeskraut auch für Bräute

Der Tau des Meeres – wie die wörtliche Übersetzung von Rosmarin (*Rosmarinus officinalis*) lautet – war einst der griechischen Liebesgöttin Aphrodite geweiht. Bräute schmückten sich daher mit dem Lippenblütler, um ihren frisch Angetrauten zu verzaubern. Hierzulande sind Rosmarin-Auszüge seit Jahrhunderten in der Schönheitspflege geschätzt. Sie beleben, fördern die Durchblutung und erfrischen dank ätherischer Öle, deren Hauptbestandteile Pinen, Kampfer, Borneol und Coneol heißen. Außerdem sind Gerbstoffe mit Rosmarinsäure, Flavonoide und Diterpenphenole enthalten.

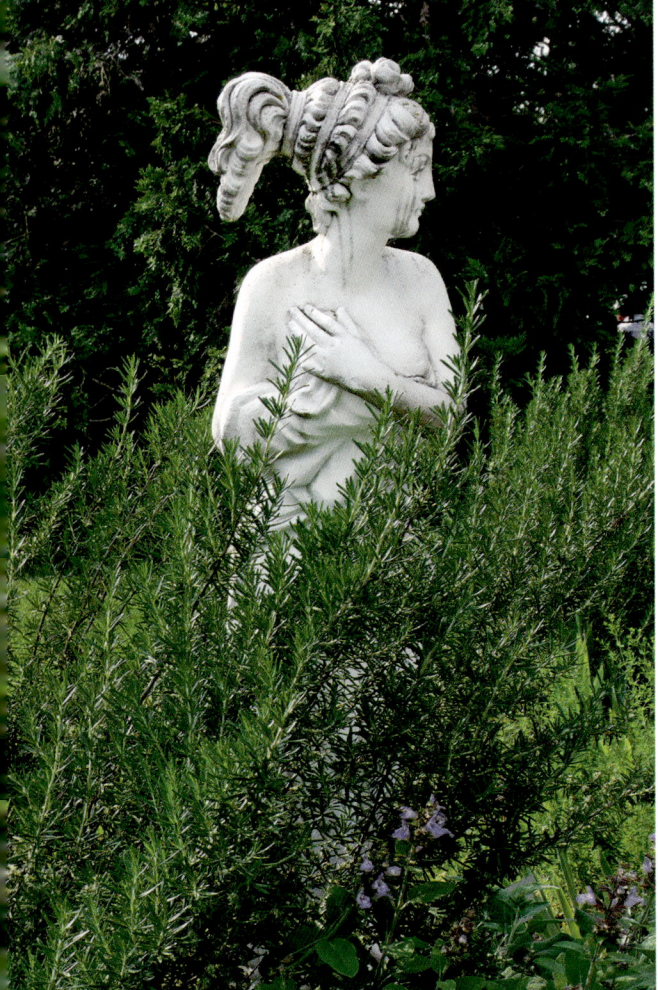

Als Gesichtswasser war das *Aqua Reginae Hungaricae* einst berühmt, da es hieß, es hätte der 72-jährigen Königin Isabella von Ungarn einen Heiratsantrag des Königs von Polen beschert.

Rosmarin im Garten liebt sonnige, warme Standorte und humusreiche, sandige, wasserdurchlässige Böden. Den Winter verbringt der mediterrane Halbstrauch besser im Topf an einem hellen Platz im Haus. Mittlerweile gibt es robuste Sorten wie 'Arp', die beispielsweise in milden Weinbauregionen den Winter überleben. Rosmarinzweige können Sie je nach Bedarf den ganzen Sommer über ernten, die Blüten zeigen sich von April bis Juni. Blätter zerkleinert man erst kurz vor Gebrauch, um das Aroma zu erhalten. Bereits geschnittene, fertig gekaufte Ware schmeckt oft ranzig.

Der Aphrodite geweiht: Rosmarin

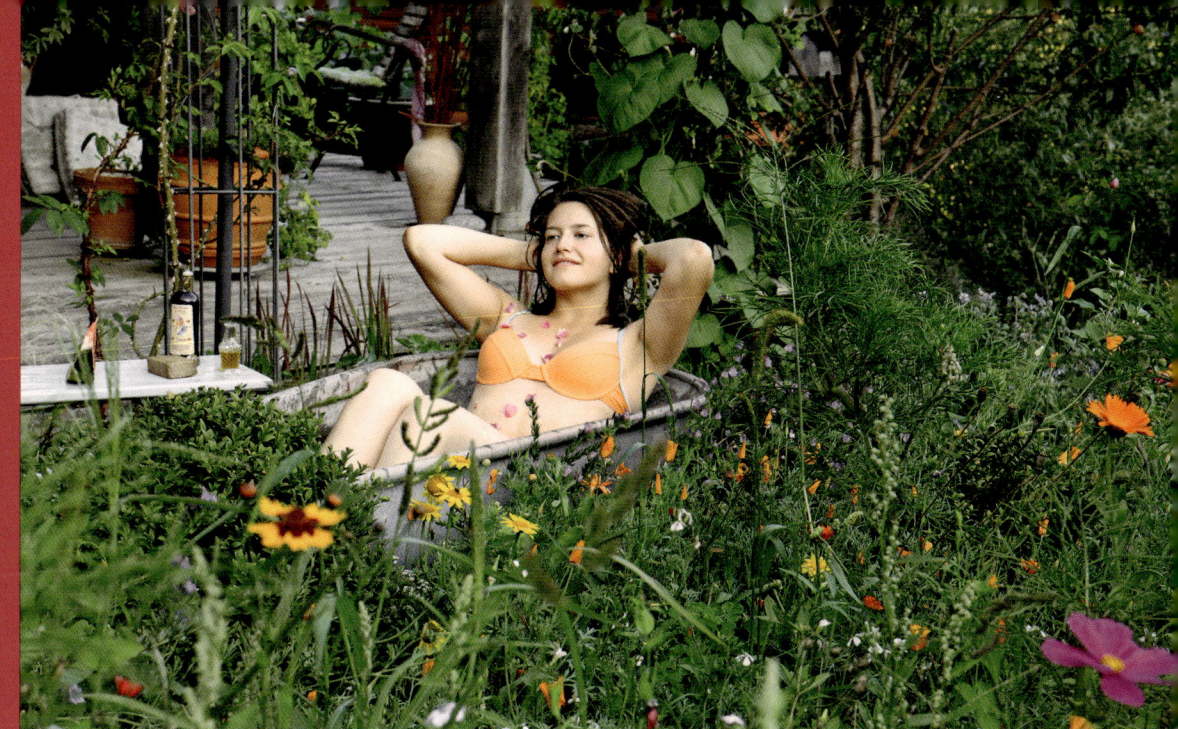

Baden à la Aphrodite

Ein Bad in Rosmarin regt den Kreislauf an, beruhigt die Nerven, stärkt strapazierte Haut und sorgt für eine bessere Durchblutung. Es ist entzündungshemmend und durchblutungsfördernd. Der Duft des Rosmarins weckt Lebensfreude und hilft Stress abbauen, empfiehlt sich jedoch nicht für Schwangere!

— 50 g Rosmarinblätter
— 1 l Wasser

Rosmarin in einen Topf mit Wasser übergießen, zum Kochen bringen, 30 Minuten ziehen lassen, abseihen und den Sud ins Badewasser geben. 5 bis 10 Tropfen Rosmarinöl (s. u.) verstärken die Wirkung.

Rosmarinöl

— 5–7 Zweige Rosmarin
— $^1/_2$ l Olivenöl

Rosmarinnadeln von den Zweigen streifen, in eine weithalsige Flasche füllen, mit Öl so übergießen, dass die Blätter mit Flüssigkeit bedeckt sind; 5 Wochen durchziehen lassen, gelegentlich schütteln, dann abseihen. Das Öl lässt sich für Bäder nutzen oder zum Einmassieren in die Haut, um die Durchblutung anzuregen. In der Küche können sie es nutzen, um mediterranen Speisen wie Ratatouille, Bolognese-Sauce oder Pizza Pfiff zu verleihen.

Rosmarin – und die Füße atmen auf

Der Füße haben in den Schuhen geschwitzt, in sommerlicher Hitze beim Wandern oder nach einem langen Tag draußen. Dann empfiehlt sich ein deodorierendes Fußbad.

— 2–3 Zweige Rosmarin
— 3 l heißes Wasser

Rosmarinzweige mit kochendem Wasser überbrühen, die Flüssigkeit 10 bis 15 Minuten zugedeckt ziehen lassen, dann das Rosmarinwasser in eine Schüssel geben und die Füße darin baden.

Ein anschließendes Fuß-Peeling macht munter, sorgt für geschmeidig-weiche Haut und bringt den Kreislauf auf Trab: Meersalz und Olivenöl zu gleichen Teilen mischen und die Füße damit massieren.

Rosmarin-Tinktur gegen Schuppen

Rosmarin-Tinktur fördert die Durchblutung der Kopfhaut, reinigt diese und hilft gegen Schuppen.

— 2 TL frische Rosmarinblätter
— 80 ml 40%iger Alkohol (z. B. Wodka)

Blätter kleinschneiden, in ein Schraubglas geben, 4 Wochen ziehen lassen, über einen Kaffeefilter abseihen und die Tinktur in die Kopfhaut einmassieren. Die Haare danach an der Luft trocknen lassen.

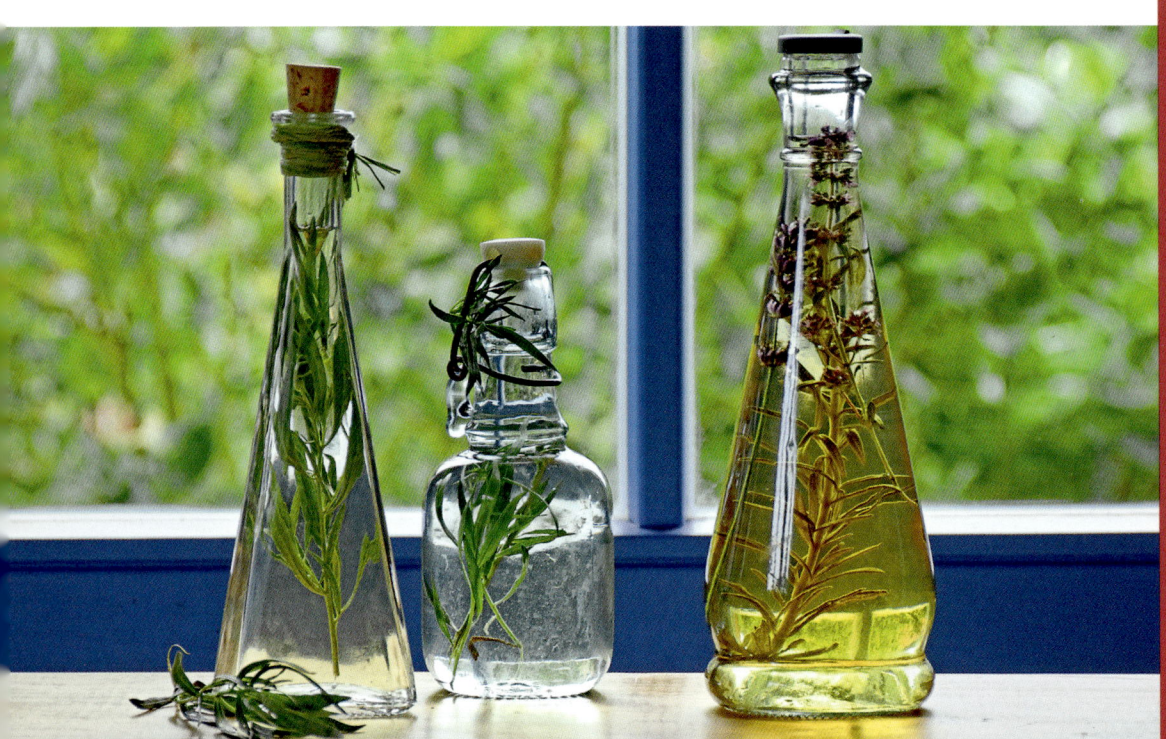

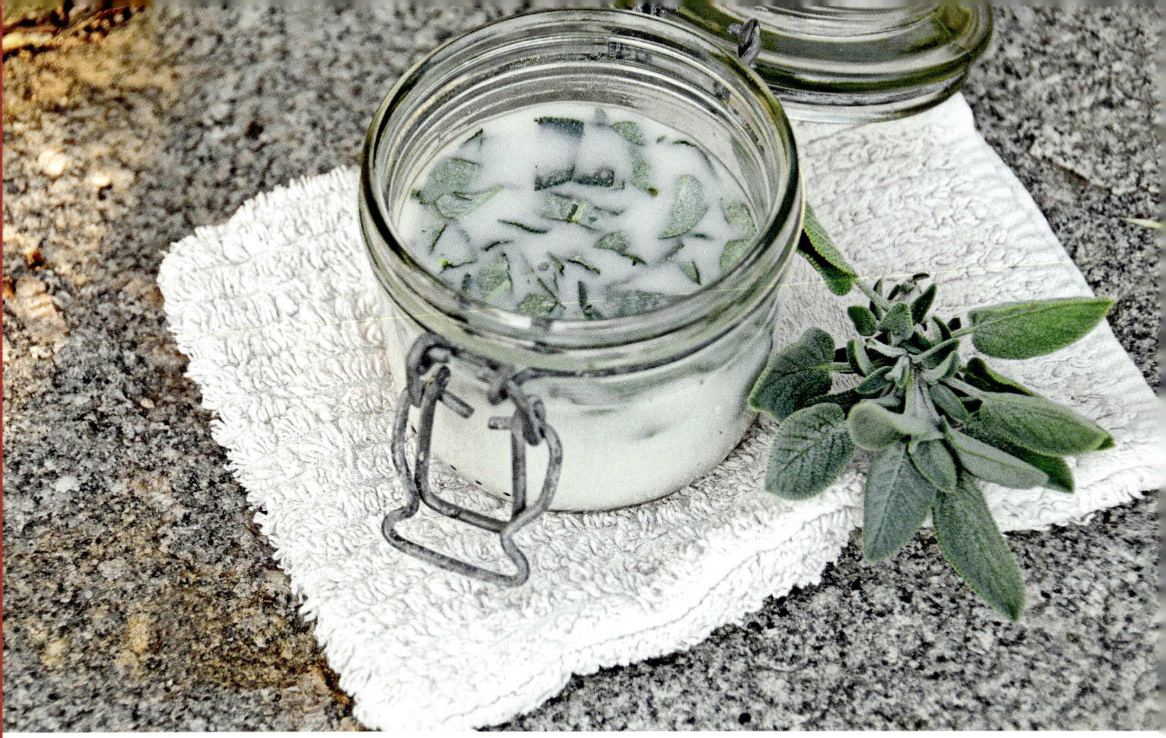

Salbeimilch klärt die Haut.

Salbei

hemmt den Schweiß

Salbei (*Salvia officinalis*) stammt aus dem Mittelmeerraum und hat den Sprung über die Alpen bereits im Mittelalter dank heilkundiger Mönche geschafft. Je mehr Sonne er im Garten bekommt, umso höher ist sein Gehalt an ätherischen Ölen. Der Strauch streckt seine Wurzeln am liebsten in durchlässige Böden. Die Blätter wirken antibakteriell und entzündungshemmend und helfen fette, unreine Haut zu klären. Mit seinem frischen, aromatischen Duft findet sich Salbei auch in vielen Mundpflegepräparaten wieder, während Heilkundige seit alters her einen Tee aus dem Laub brauen, der gut bei Entzündungen im Mund- und im Rachenraum wirkt. Schwangere und Stillende sollten jedoch darauf verzichten. Bekannt ist auch seine schweißhemmende Wirkung, da er die Transpiration um bis zu 50 % zu mindern vermag. Salbeiblätter enthalten neben ätherischen Ölen Gerbstoffe, Bitterstoffe, Triterpene, Steroide und Flavonoide.

❋ *Tipp:* **Fußbäder mit Salbei sind seit jeher bei Schweißfüßen zu empfehlen.**

Durchblutungsförderndes Körperöl

Salbeiöl pflegt und reinigt die Haut und kurbelt die Durchblutung an.

— 2 Handvoll Blätter

— $^{1}/_{4}$ l kalt gepresstes Olivenöl

    Salbeiblätter in ein Schraubdeckelglas geben, mit kalt gepresstem Olivenöl übergießen, Gefäß verschließen, etwa 3 Wochen stehen lassen und dabei täglich umschütteln. Danach durch ein Mulltuch oder ein enges Sieb das Öl in ein Gefäß lassen.

Salbeimilch klärt die Haut

— $^{1}/_{2}$ Handvoll Salbeiblätter

— $^{1}/_{4}$ l Buttermilch

    Blätter in ein Schraubglas geben, Buttermilch darüber gießen, schütteln und verschraubt 24 Stunden im Kühlschrank ziehen lassen, ehe die Buttermilch abgeseiht und die Blätter gut ausgedrückt werden. Die Milch mit Wattepads auf die Gesichtshaut auftupfen, vorsichtig einreiben und mit lauwarmen Wasser abspülen. Die Lotion klärt, reinigt und erfrischt unreine Haut und wirkt rückfettend; im Kühlschrank kann man sie 3 bis 5 Tage kühl stellen, innerhalb dieser Zeit sollte man sie aufbrauchen.

Kräuterspirale mit Salbei

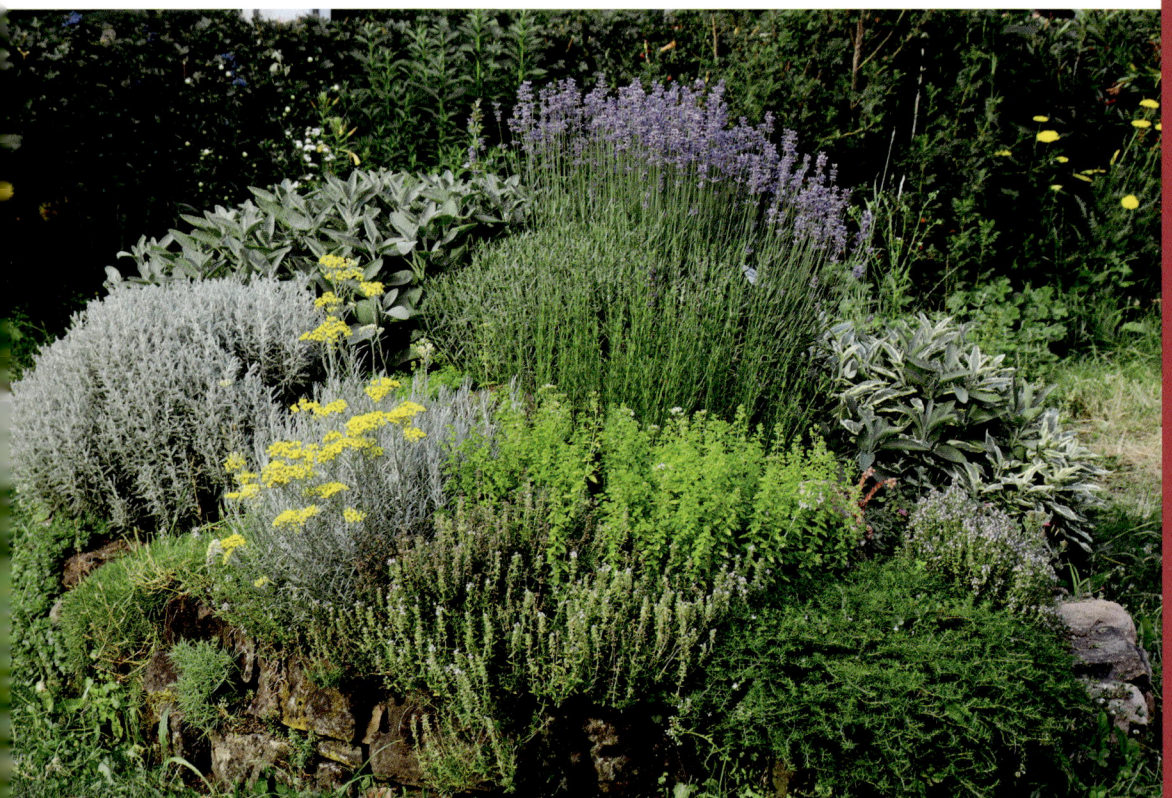

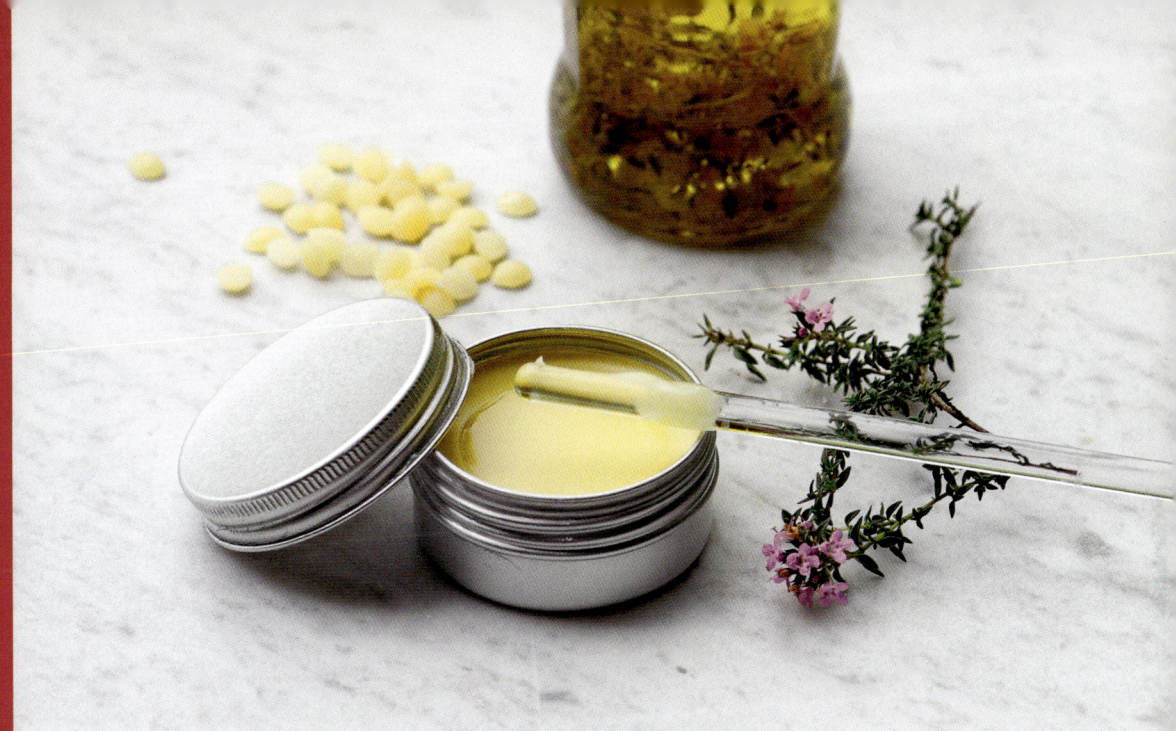

Thymian

Spender ätherischer Öle

Dank der Benediktinermönche gelangte der Thymian einst über die Alpen und fand schnell seinen Platz im Klostergarten. In der Heilkunde und Kosmetik wird hierzulande vor allem Gemeiner Thymian (*Thymus vulgaris*) und Feldthymian, auch Quendel genannt, (*Thymus pulegioides*) verwendet. Sie sind, ebenso wie andere Thymianarten, reich an Flavonoiden, Triterpenen und ätherischen Ölen, in der Hauptsache an Thymol, das ein wirkungsvolles Antiseptikum ist. Dieses kann empfindliche Haut reizen, daher empfiehlt es sich, vorher an einer kleinen Hautstelle zu testen, ob das Präparat vertragen wird. Es gibt es Dutzende, im Geschmack recht unterschiedliche Arten, die Einzug in unsere Gärten gefunden haben. Dort verlangt der kleine, holzige Strauch Sonnenplätze und magere Böden, in denen für einen guten Wasserablauf gesorgt ist. Kurz vor der Blüte ist der Wirkstoffgehalt in den Blättern am höchsten.

Thymian-Dämpfe helfen unreiner Haut

Thymian reinigt und desinfiziert, weshalb ein Dampfbad bei unreiner Haut Wunder wirkt.

— 6 EL Thymianblätter und -blüten
— 1 l Wasser

Pflanzenteile mit kochendem Wasser überbrühen, 10 Minuten zugedeckt ziehen lassen, dann ein 10- bis 15minütiges Dampfbad anschließen. Alternativ eine Kompresse anwenden, indem Sie ein Baumwolltuch in dem abgeseihten Aufguss tränken, es so auswringen, dass nichts tropft, und es etwa 10 Minuten aufs Gesicht legen.

Pickelsalbe für Jugendliche

— 5–6 g Bienenwachs
— 25 ml Thymianöl

Das Wachs in einem Topf im Wasserbad auf ca. 70 °C schmelzen, Öl hineinschütten und gleichmäßig verrühren. Die klare Flüssigkeit in einen Behälter mit Schraubdeckelverschluss abfüllen und abkühlen lassen. Die Salbe hält sich, beispielsweise im Kühlschrank, mehrere Monate.

Thymian für Kosmetik und Küche ernten.

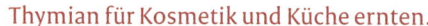

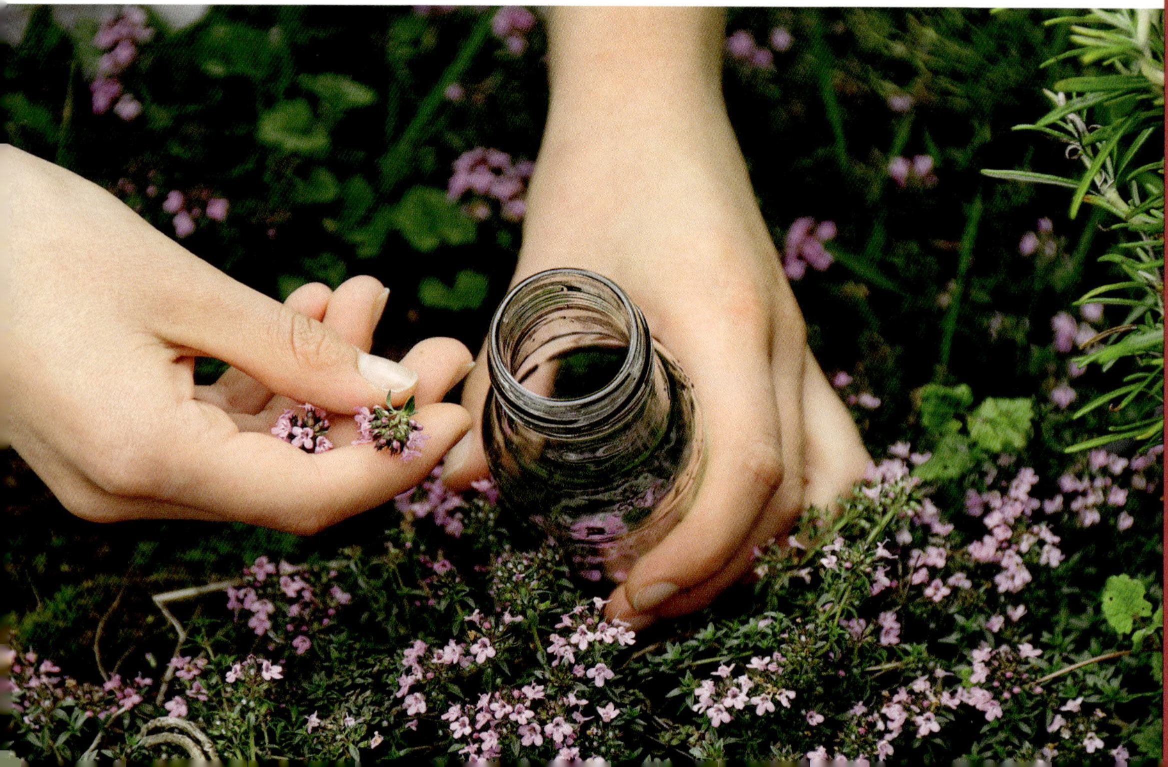

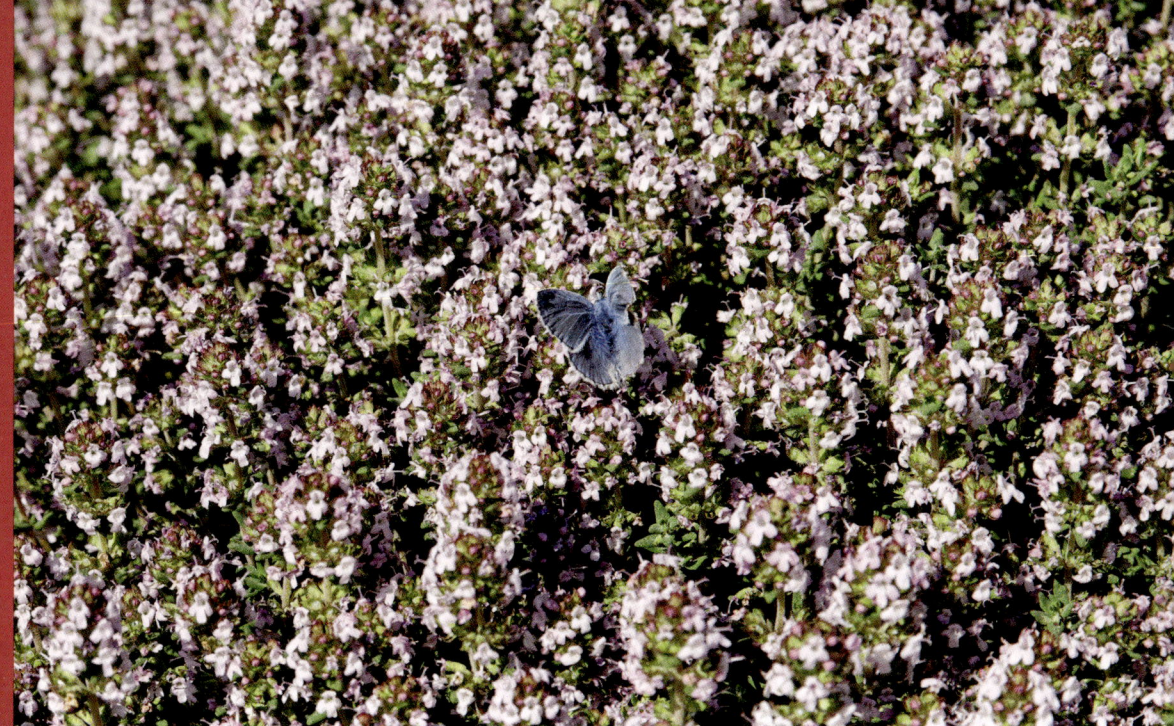

Thymianöl: lecker und heilsam
— 15 g Thymianblätter getrocknet oder $^1/_2$ Handvoll frisches Laub
— 300 ml Oliven- oder Weizenkeimöl

Blätter in Schraubglas geben, mit Öl übergießen, 3 Wochen sonnig stellen, gelegentlich schütteln, über ein Molltontuch in eine Braunglasflasche abseihen. Auch in der Küche zum Aromatisieren von Salaten und Grillgut geeignet.

Antiseptikum gegen Schuppen
Thymianblätter bringen die Kopfhaut ins Gleichgewicht und helfen gegen Schuppen
— 3 EL frische Thymianblätter
— $^1/_2$ l Wasser

Thymian etwa 10 Minuten in Wasser bei geringer Hitze kochen, durch einen Kaffeefilter abseihen, den abgekühlten Sud in die Kopfhaut einmassieren, in den Haaren verteilen, eine Stunde einwirken lassen, ausspülen.

Tomate

Besser Tomaten auf der Haut als auf den Augen

Die prallen Paradiesäpfel enthalten Vitamine, vor allem Vitamin C und das Schönheits-vitamin A, Mineralsalze und Fruchtsäuren, die der Haut überschüssiges Fett entziehen, das sonst einen Nährboden für Mitesser und Pickel bietet. Tomaten (*Solanum lycopersicum*) stammen aus der Neuen Welt. In Europa erkannten die Italiener Mitte des 16. Jahrhunderts als Erste, dass man die Frucht essen kann. Wie gut, denn die italienische Küche wäre ohne Tomaten undenkbar, und so lautet für uns nur die Frage: Kommt der *pomo d'oro*, der „goldene Apfel" heute in die Calabrese (Tomate-Mozarella-Basilkum-Salat) oder auf die Haut? Am besten beides!

Tomaten sind Starkzehrer, die regelmäßige Wassergaben ebenso schätzen wie gut mit Kompost versorgte Böden, reichlich Sonne und eine Stütze wie einen Welldraht- oder Holzstab, an den die 2 bis 3 Haupttriebe angebunden werden. Seitentriebe dagegen werden regelmäßig abgeknipst. Die Jungpflanzen kommen ab Mitte Mai ins Freiland auf ihre Stammplätze im Beet.

Tomaten-Peeling – und die Haut lebt auf

— 1 mittelgroße Tomate
— 40 g Maismehl
— 1–2 TL Olivenöl

Tomaten entkernen und pürieren, dann Maismehl und Öl unterrühren, bis ein streichfähiger Brei entsteht. Diesen im Gesicht auftragen, mit Fingerspitzengefühl kreisförmig einreiben, anschließend mit lauwarmen Wasser abspülen.

✳ *Tipp:* **Tomatensaft verwendeten unsere Großmütter gerne als Gesichtswasser.**

Tomatenkur für die Haare

— 330 ml Tomatensaft (eine große Tasse)
— 1–2 TL Maisstärke

Saft und Stärke vermengen und ins gewaschene, noch feuchte Haar einmassieren. Nach 10 Minuten Einwirkzeit mit lauwarmem Wasser ausspülen. Das Haar lässt sich danach besser kämmen und glänzt seidig.

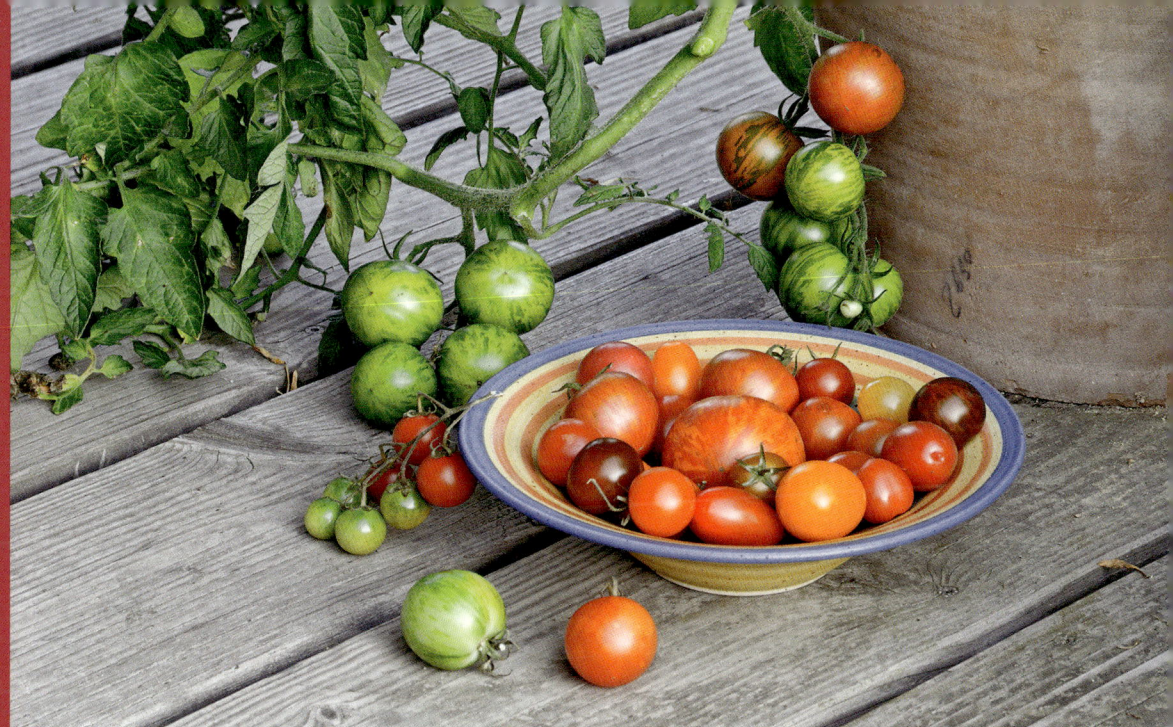

Tomaten: Je aromatischer sie schmecken,
umso wirksamer sind sie.

Liebesäpfelmaske klärt fettige Haut

— 1 mittelgroße Tomate
— 1 TL Honig

Tomate entkernen, pürieren, mit dem Honig vermengen, aufs Gesicht auftragen,
10 Minuten einwirken lassen, dann mit Wasser abspülen.

Folgende Seite:
Einst pfückte man Kornblumen-Blüten,
legte sie 3 bis 4 Tage in Wasser ein,
siebte sie ab und nutzte die Flüssigkeit,
um die Augen zu erfrischen.

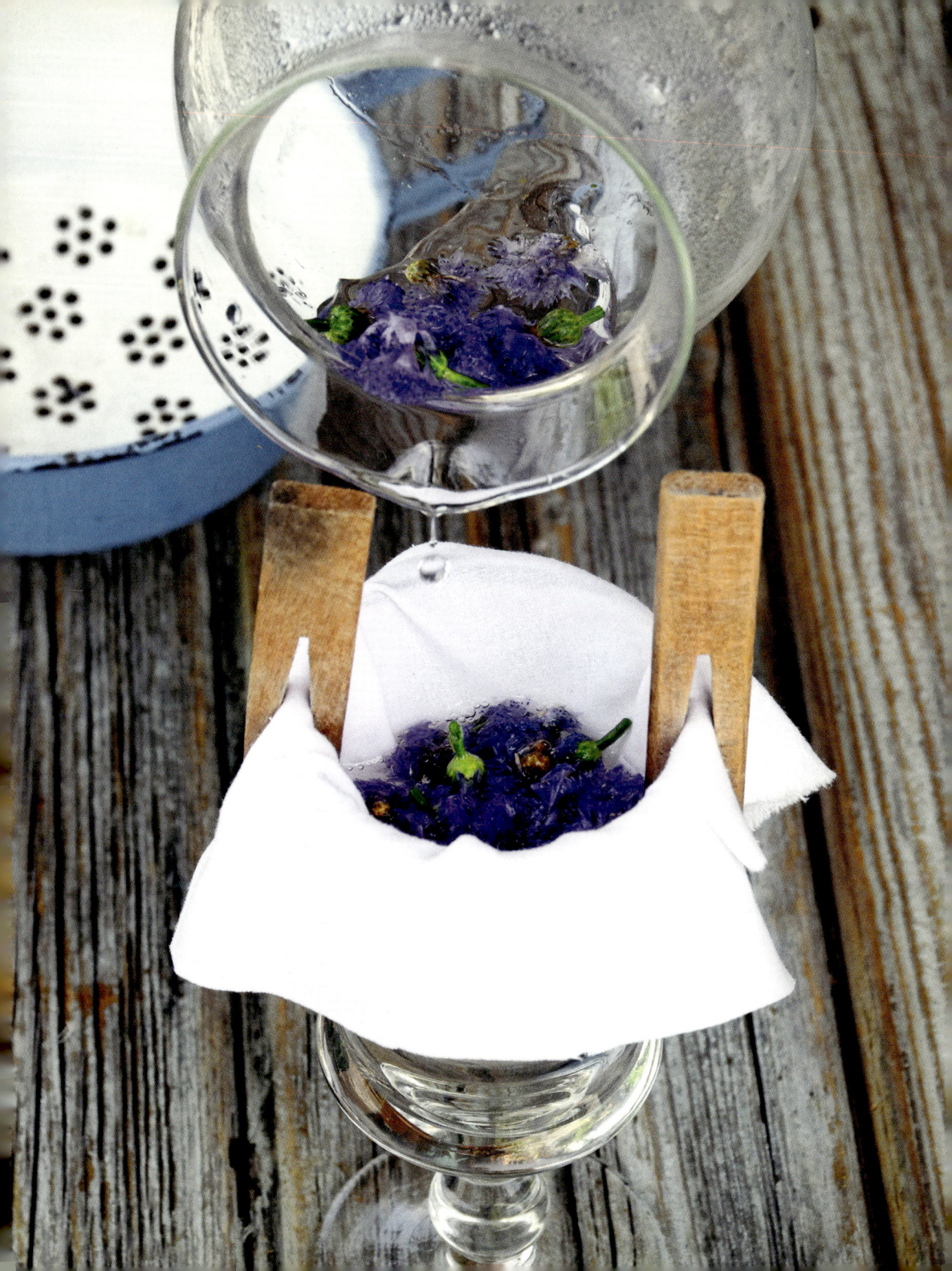

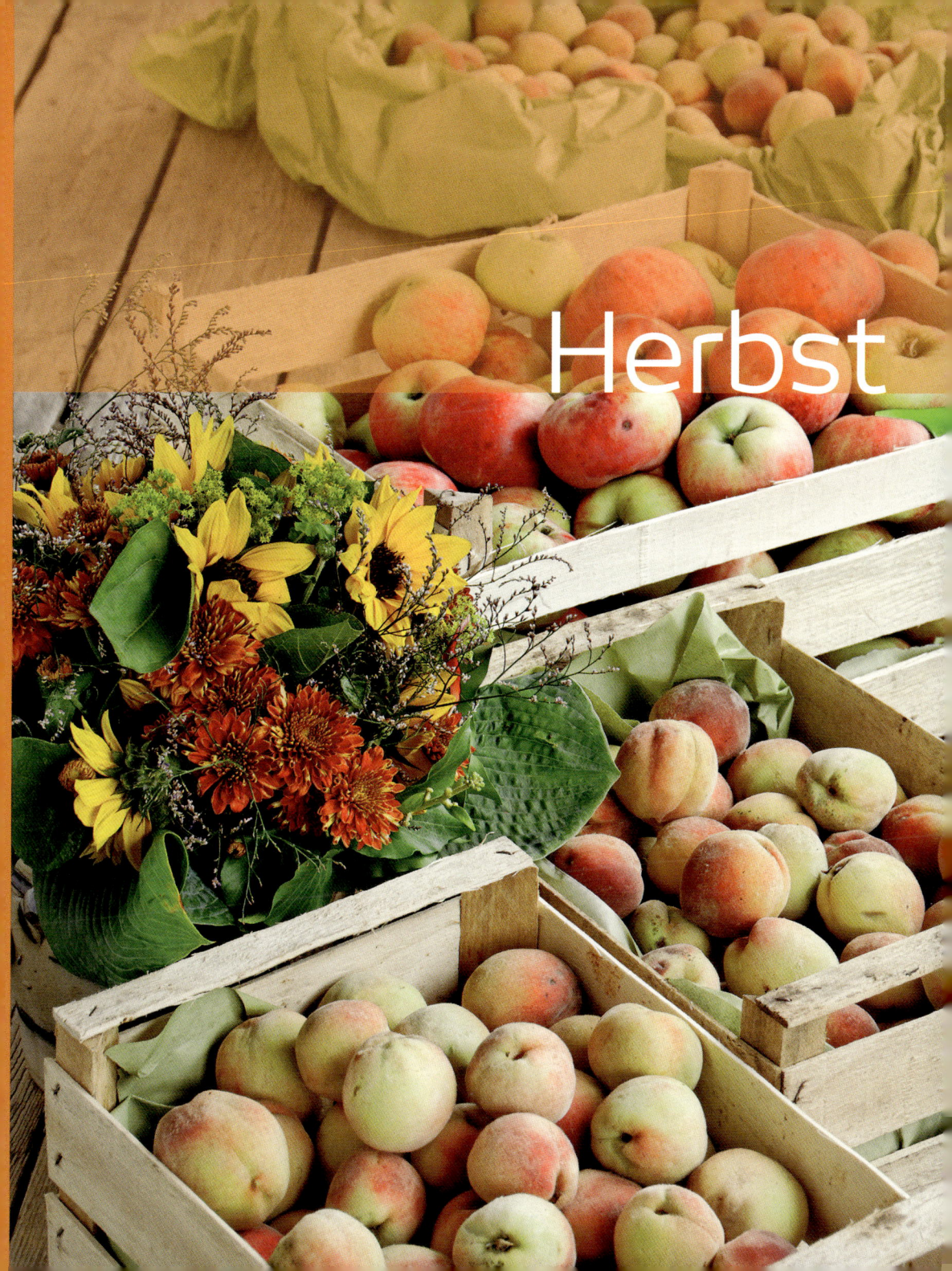

Herbst

Apfel

Frischmacher für pralle Bäckchen

Ein Apfel am Tag vertreibt mit Schwung das Weh und Ach. Und wer ihn ohnehin einmal am Tag genießt, um gesund zu bleiben, kann ihn genauso gut für die Schönheit einspannen. Im Apfel finden sich viele Vitamine wie A, C, E, B1 und B6, sowie das Provitamin Beta-Karotin, Apfelpektin und viele wichtige Mineralstoffe und Spurenelemente. Das Wirkstoffgemisch ist ein Frischmacher, der die Regeneration der Haut unterstützt und hilft, ihr neue Spannkraft zu verleihen.

In heimischen Obstgärten ist das Kernobst seit Generationen von Gärtnern ohnehin die Nummer eins, so dass ihn viele griffbereit haben. Da die Grundstücke hierzulande immer kleiner werden, geht der Trend hin zu kleinen Spindelbüschen.

Apfelbäume wachsen am liebsten in humusreichen, etwas lehmigen Böden, die Feuchtigkeit gleichmäßig halten, ohne Staunässe zu bilden. Wählen Sie eine regionale Sorte, die an Klima- und Bodenverhältnisse vor Ort gut angepasst ist. Wichtig zu wissen ist außerdem, dass ein Baum nicht ohne die Nachbarschaft zu anderen stehen sollte, da Apfel Fremdbestäuber sind. Das heißt, die Blüten brauchen einen andersartigen Pollenspender, um sie zu befruchten. Daher müssen immer zwei Sorten beieinander wachsen. Welche davon besonders gut harmonieren, erfahren Sie am besten in einer regionalen Baumschule. Dort können Sie sich auch erkundigen, wie lange die Früchte halten, wofür sie sich am besten eignen, wie sie schmecken, wie robust sie sind und wie viel Platz sie brauchen.

Apfel-Sahne-Maske
Apfel- und Leinsamen-Inhaltsstoffe versorgen trockene Haut, während Eigelb und Sahne Gesichtshaut samtig weich pflegen.
— 20 g gemahlener Leinsamen
— 2 TL fein geriebener Apfel
— 1 Eigelb
— 30 g süße Sahne

Leinsamen etwa 5 bis 10 Minuten in sehr warmen Wasser aufquellen lassen, mit Eigelb, Sahne und Apfel vermengen, aufs Gesicht auftragen und anschließend mit lauwarmen Wasser abspülen.

✳ *Tipp:* **Warum nicht einfach die Haut mit Apfelringen abreiben? Dies erfrischt, reinigt und spendet Feuchtigkeit.**

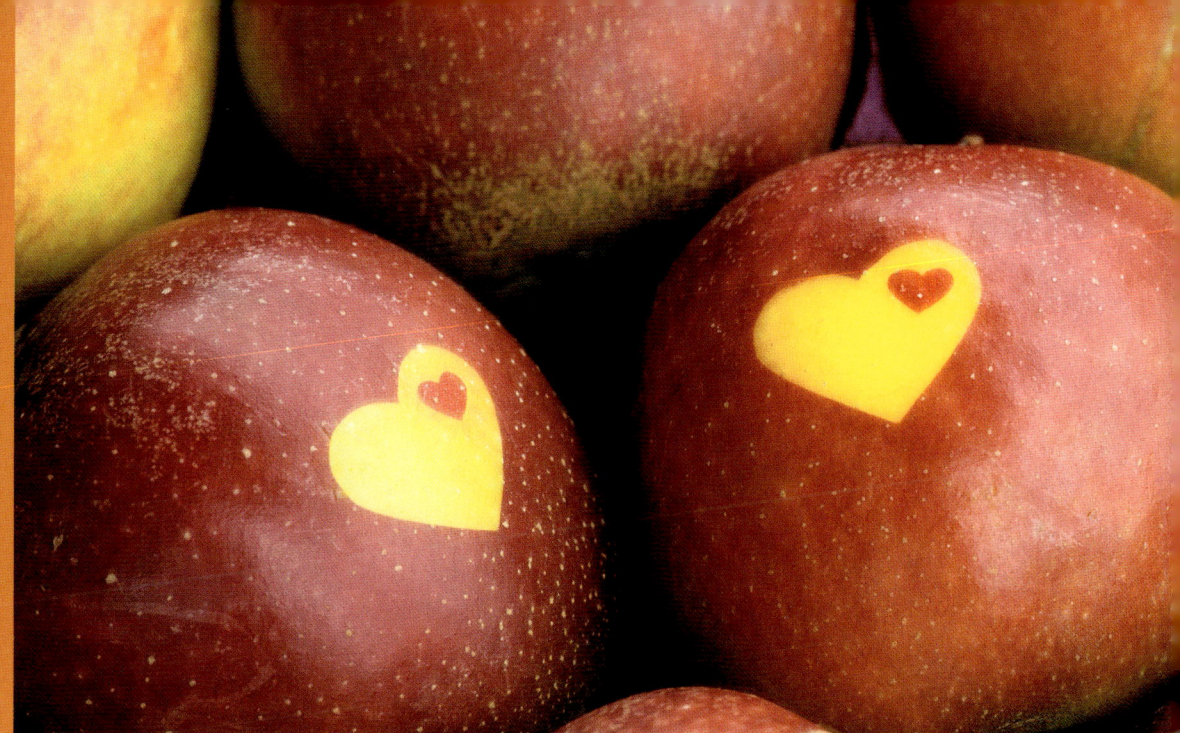

Apfel-Tonic sorgt für Spannkraft
— 1 Apfel

Den Apfel entsaften, die Flüssigkeit auf ein Wattepad geben und damit das Gesicht abreiben. Alternativ eine mit Apfelsaft getränkte Baumwollkompresse aufs Gesicht legen und nach 10 Minuten mit kaltem und lauwarmen Wasser abwechselnd nachspülen. Dies erfrischt, reinigt die Haut und verleiht ihr Spannkraft.

❉ *Tipp:* **Einen halben sauren Apfel reiben und mit Honig vermengen, dann die Mischung auf das Gesicht auftragen. Die Maske hilft bei fettiger Haut.**

Apfelessig-Fußbad für kalte Füße
Dieses Fußbad bringt kalte Füße auf Trab, da es die Durchblutung fördert.
— 1 EL Honig
— 30 g Totes-Meer-Salz
— 40 ml Apfelessig
— 10 –12 l Wasser

Eine Schüssel, in der die Füße bequem Platz haben, mit körperwarmem Wasser füllen; Salz, Honig und Essig zugeben, dann die Füße etwa 10 bis 15 Minuten darin baden. Das Fußbad verbessert die Durchblutung, so dass kalte Füße wieder warm werden. Außerdem verhilft das Bad zu strafferer Haut und stärkt den hauteigenen Säureschutzmantel.

Haselnuss

Kerne mit Schrubbereffekt

Die knackigen Nüsse kennt jeder, und viele haben sie bereits als Kinder gerne aufgelesen und die Kerne aus den Schalen geknackt. Ganze Nüsse lassen sich kühl, trocken und luftig monatelang lagern und am besten erst kurz vor Gebrauch knacken. Der Strauch (*Corylus avellana*) wächst an sonnigen bis halbschattigen Plätzen und bevorzugt warme, eher feuchte Orte wie Weg- und Waldränder. Die nahrhaften Nüsse enthalten ungesättigte Fettsäuren, hochwertiges Eiweiß, Mineralien und wertvolle fettlösliche Vitamine.
❋ *Allgemeiner Hinweis:* **Wer allergisch auf den Verzehr von Nüssen reagiert, sollte besser auch auf die äußere Anwendung verzichten.**

Haselnusspeeling – belebt und versorgt die Haut
Das Haselnussmehl hilft, alte Hautschuppen zu lösen, und versorgt die Haut mit wertvollem Nussöl, während Joghurt Milchsäure für die Tiefenreinigung spendet und Honig die Haut erneuern hilft.
Dieses Peeling wirkt erfrischend und schonend für die Haut.
— 2–4 EL Joghurt
— 2–4 EL gemahlene Haselnusskerne
— 1–2 TL Honig
   Haselnusskerne mahlen, mit Joghurt und Honig zum Brei rühren und auf Gesicht und Dekolleté auftragen. Nach 5 bis 10 Minuten mit lauwarmem Wasser abwaschen. Alternativ können Sie auch Mandeln verwenden.

Karotte

Für Landladys unentbehrlich

Karottensaft mit einigen Tropfen Öl verrührt war unter Landladys der Tipp für frische, glatte Haut. Karotten sind reich an Vitamin A, das für eine schöne Haut, gute Augen, gesunde Zähne und kräftiges Haar sorgt. Außerdem ist reichlich Betacarotin, die Vitamin-A-Vorstufe, vorhanden, das die Zellen schützt und die Infektabwehr stärkt. Karotten (*Daucus carota*) werden ab März in tiefgründige, humusreiche, warme, lockere, leicht sandige Böden gesät, in etwa 3 cm tiefe Rillen. Die Samen brauchen oft 3 bis 4 Wochen zum Keimen, daher sind als Markierung einige Körner Radieschensamen sinnvoll. Nach dem Keimen vereinzelt man auf 3 bis 5 cm Abstand in der Reihe, damit die Wurzeln Platz zum Entwickeln haben. Wichtig ist, Karotten gleichmäßig feucht zu halten, da sie sonst leicht platzen!

Karottensaft für trockene Haut
Frisch aus dem Entsafter ist Karottensaft ein schützendes Gesichtswasser, das am besten 20 Minuten einwirkt und dann mit lauwarmem Wasser abgespült wird.

Karottenmaske
Eine Maske aus Karottensaft macht die Poren fein und beugt Hautunreinheiten vor.
— 2 TL Karottensaft
— 4 EL Mehl
— 1 Ei

Saft, Ei und Mehl verrühren und die Masse gleichmäßig im Gesicht auftragen. Nach etwa 10 Minuten die Maske mit viel Wasser abspülen.

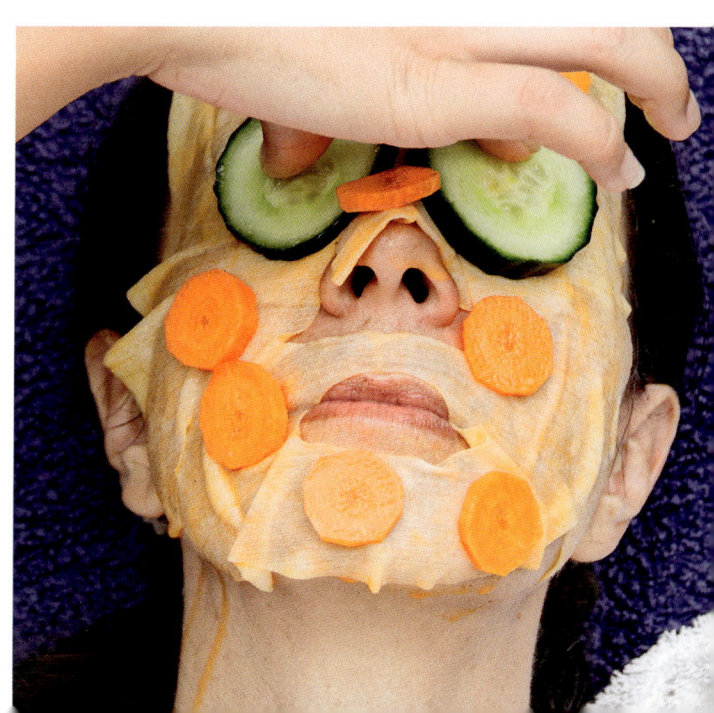

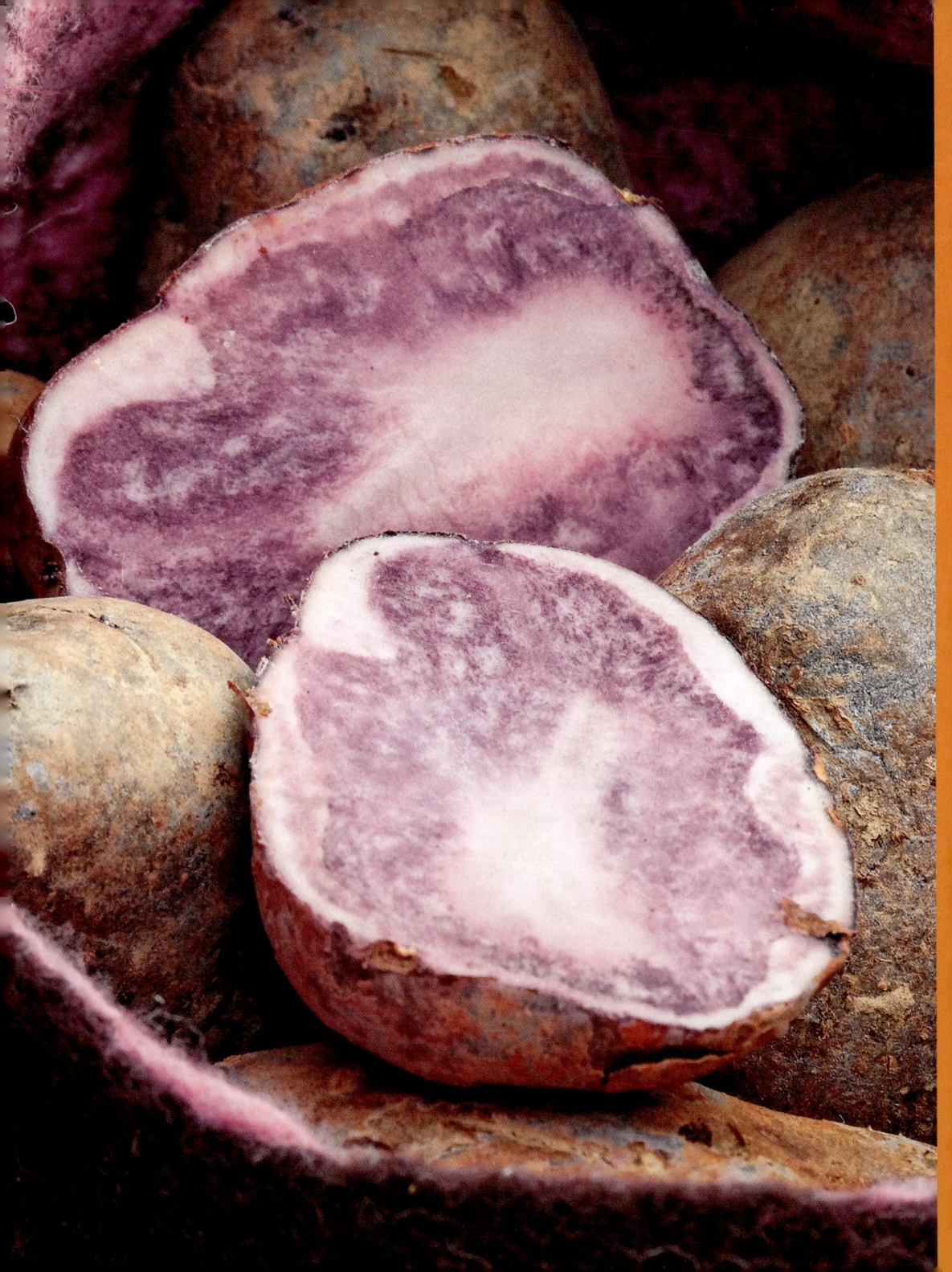

Kartoffel

Biedere Knolle für den Wellnesstrip

So bieder und bodenständig die sogenannten Erdäpfel auch aussehen, als Schönheitsmittel haben es Kartoffeln (*Solanum tuberosum*) faustdick in der Knolle: Diese enthält das Schönheitsvitamin A ebenso wie die Vitamine C, B1, B2, B6 sowie Mineralsalze, Zucker, Stärke und Eiweiß. Das Nachtschattengewächs, das hierzulande einst als Brot der Armen galt, ist in puncto Schönheitspflege daher Top!

Verwöhnen Sie ihre Gesichtshaut, ihr Dekolleté oder die Hände mit Kartoffelpüree. Es umhüllt spröde Haut, mindert Stress- und Kummerfalten, und ein Teller voll davon gegessen hilft auch der gestressten Seele wieder auf die Beine.

Saatkartoffeln in Holzkisten bei 5 bis 10 Grad vorkeimen, dann im Frühjahr ab 7 °C Bodentemperatur die Knollen etwa 8 cm tief in Kartoffelfurchen legen. Auf einen Reihenabstand von 40 bis 50 cm achten und zwischen den Knollen 30 bis 50 cm Abstand lassen. Das Erdreich sollte kräftig, locker und gut mit Komposterde versorgt sein.

Kartoffelscheiben lassen Augenringe verschwinden

2 dünne Kartoffelscheiben schneiden und 5 bis 10 Minuten auf die geschlossenen Augen legen, nachspülen.

Maske aus Kartoffelscheiben

Wer die Scheiben regelmäßig auf Gesicht und Dekolleté verteilt und rund 10 Minuten einwirken lässt, erfrischt, glättet und reinigt die Haut.

Kartoffelbrei für feine Hände

— 2 Kartoffeln
— 2–3 EL Olivenöl
— etwas Sahne

Zwei Kartoffeln weich kochen, schälen und mit einer Gabel platt drücken. 2 bis 3 Esslöffel Olivenöl unterrühren und so viel Sahne zufügen, bis eine dickflüssige Masse entsteht. Die Masse warm auf die Haut streichen und etwa 15 Minuten einwirken lassen. Damit der Brei nicht abrutscht, kann man ihn mit einem Baumwolltuch bedecken. Zum Schluss mit lauwarmem Wasser abspülen.

Kartoffeln erfrischen, reinigen und glätten die Haut.

Lauch

Stangen mit Tiefenwirkung

Lauch (*Allium ampeloprasum var. porrum*) enthält viel Vitamin C, Vitamin K, Folsäure sowie die Spurenelemente Calcium, Kalium, Eisen, Magnesium und Mangan. Außerdem enthält er ähnlich wie Zwiebel und Bärlauch das Senföl Allicin, das reinigende, antibiotische Eigenschaften besitzt. Masken mit Lauch zuvor besser an einer kleinen Hautstelle wie beschrieben ausprobieren.

Am besten gedeiht das Liliengewächs in tiefgründigen, nährstoffreichen Böden. Je nach Erntezeit unterscheidet man Sommer-, Herbst- und Winterlauch. Lauch wird ab April in 20–30 cm Reihenabstand mit 15 cm Zwischenraum gepflanzt, dabei auf ausreichend Feuchtigkeit achten.

Lauch–Quark–Maske – hilft bei Gesichtsrötungen

— $^1/_4$ Lauchstange
— 2–3 EL Quark

Lauch pürieren, mit Quark vermengen, aufs Gesicht auftragen und nach 20 Minuten mit lauwarmem Wasser abspülen.

Mandel

Der Peeling-Klassiker

Der Mandelbaum (*Prunus dulcis*) gedeiht hierzulande nur in milden Regionen, möglichst geschützt wie nahe an einer Mauer, die Wärme abstrahlt und Windschutz gewährt. Die Blüten sind sehr frostempfindlich, und Spätfröste sorgen mitunter dafür, dass es um eine spätere Ernte geschehen ist. Der Baum aus der Familie der Rosengewächse kann bis zu 6 Meter hoch wachsen und streckt seine Wurzeln am liebsten in warme Böden, die luftig und kalkhaltig sind. Schwere, stauende Nässe macht ihm zu schaffen. Der beste Standort ist ein geschützter Platz im Südwesten, wo ihn die Sonne erst am Nachmittag erreicht. Aus weißen Blüten entwickeln sich die Früchte: Mandeln sind reich an Mandelöl, Eiweiß, Kohlenhydraten, Vitaminen, Mineralstoffen und Zucker. Die Früchte besitzen eine harte, muschelartige Schale, in der der von einer braunen Samenhaut umhüllte, helle Keimling sitzt. Diese Mandeln werden beispielsweise in Peelings, nährenden Masken und als Öl genutzt.

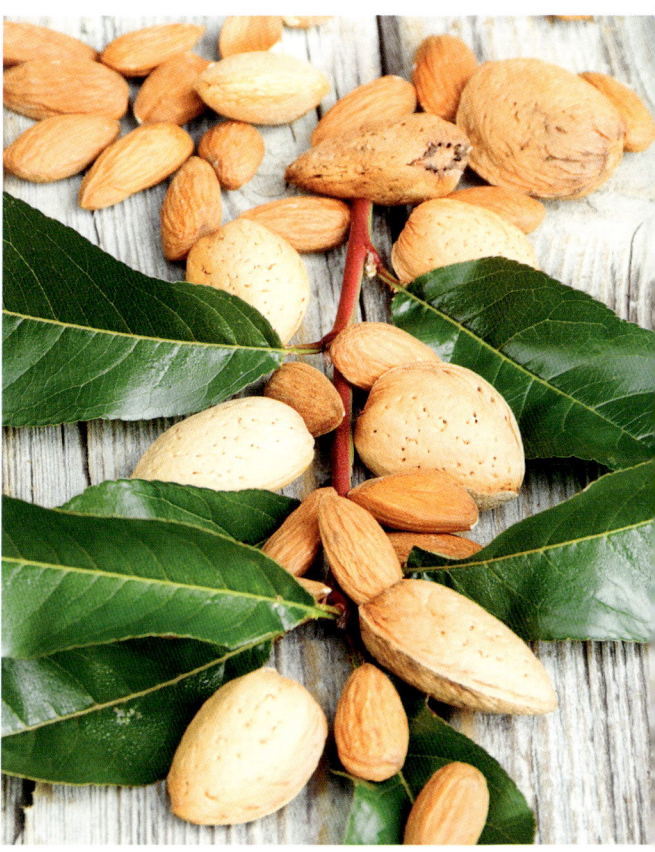

Mandel-Peeling
— 1 EL geriebene Mandeln
— 1 EL Naturjoghurt
— $\frac{1}{2}$ TL Honig
— $\frac{1}{2}$ TL Öl wie das von Ringelblume oder Traubenkern

Die Zutaten miteinander vermischen, die Mischung auf die Gesichtshaut auftragen, Augen- und Mundpartie aussparen und das Peeling mit kreisenden Bewegungen 3 Minuten einmassieren, anschließend mit handwarmem Wasser abspülen.

Frisch gemahlene Mandelkerne ergeben wirkungsvolle Peelings.

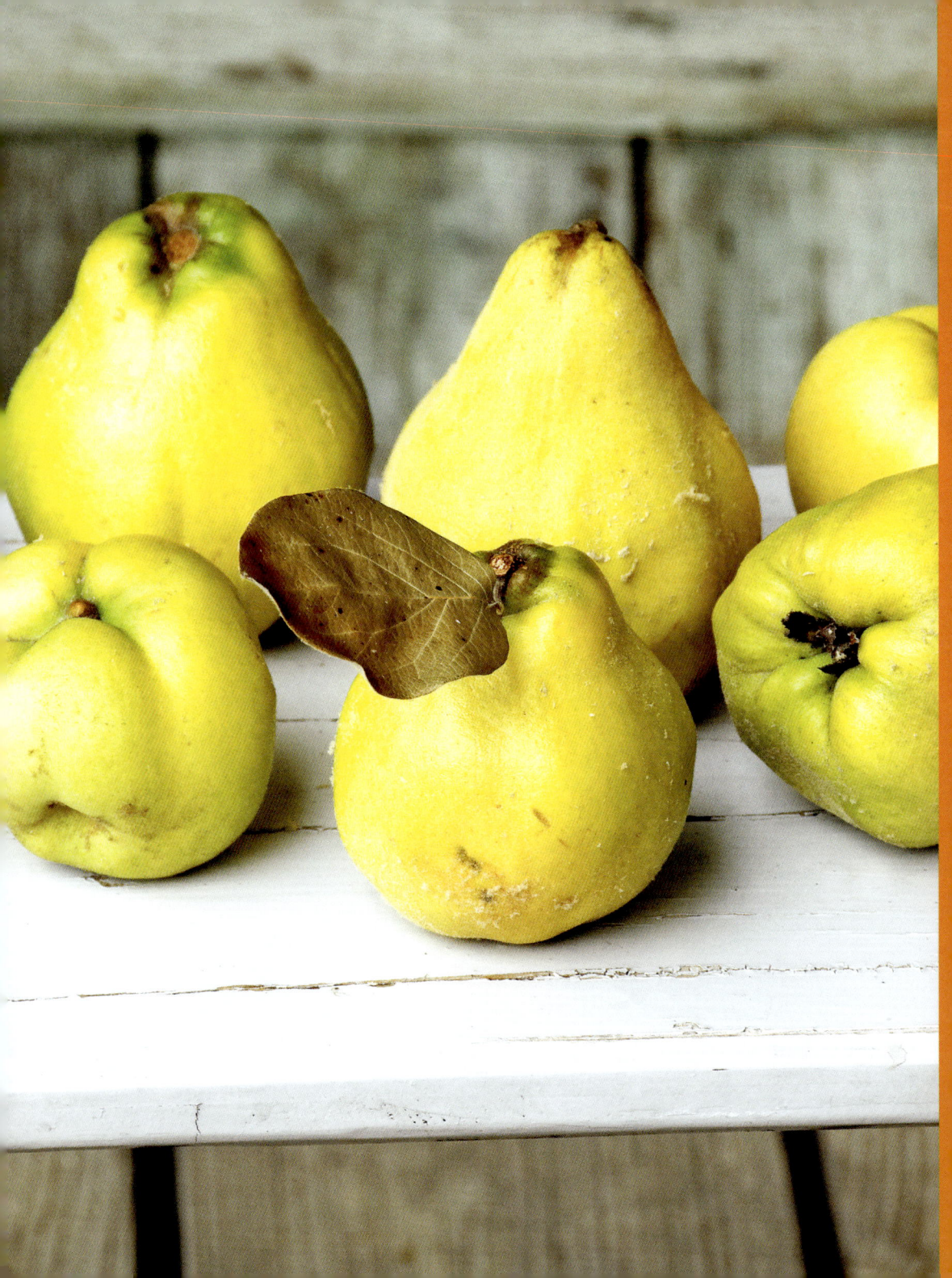

Quitte

Für Gourmets auf Schönheitskur

Gourmets schätzen Quittengelee, -mus und -brot als Delikatesse. Genauso exquisit ist die Quitte in der Schönheitspflege. Da die Frucht voller Vitamine, Gerbstoffe, Mineralstoffe, Schleimstoffe und Fruchtsäuren steckt, nutzten sie schon unsere Großmütter für ihre Gesundheit und ihr Wohlbefinden: Quitten stärken nicht nur die Verdauung, sie helfen gegen Erkältungen und lindern Hautentzündungen. Die Samen sind in der Volksheilkunde und in der Schönheitspflege gleichermaßen beliebt für ihren Schleim, der angegriffenen Atemwegen wie trockener Haut Schutz spendet.

Wer einen Quittenbaum oder -strauch (*Cydonia oblonga*) im Garten stehen hat, kann sich freuen: an den fein duftenden Blüten im Frühjahr und an den apfel- oder birnenförmigen Früchten im Herbst. Die Quitten leuchten einem schon von weitem golden entgegen und duften unwiderstehlich. Einzelne Früchte verbreiten ihren Duft im Esszimmer oder am Arbeitsplatz.

Junge Quittenbäume setzt man im Herbst in kompostreiche Böden ohne Staunässe. Die bis zu 6 Meter hohen Bäume bevorzugen geschützte, sonnige Standorte und gedeihen sehr anspruchslos. Im Gegensatz zu Äpfeln und Birnen kommen sie mit wenig Schnitt aus und werden bei Bedarf alle 2 bis 3 Jahre etwas ausgelichtet und im Frühjahr mit Kompost versorgt.

Quitten-Sahne-Mus

Bereits beim Quittenraspeln duftet es im ganzen Raum, so dass diese Maske zum doppelten Vergnügen wird.

— $1/4$ Quitte
— 1 EL Honig
— 3–4 EL Quark (oder Sahne)
— (eventuell geriebene Mandeln)

Quitte waschen, Flaum entfernen, reiben, mit Quark und Honig vermengen, die Mischung aufs Gesicht auftragen, 20 Minuten einwirken lassen, mit lauwarmem Wasser abspülen.

❄ *Tipp:* **Statt Quark eignet sich auch Sahne. Damit die Mischung nicht zu flüssig wird, werden in diesem Fall geriebene Mandeln untergerührt, die die Haut zusätzlich nähren und für den Peeling-Effekt sorgen.**

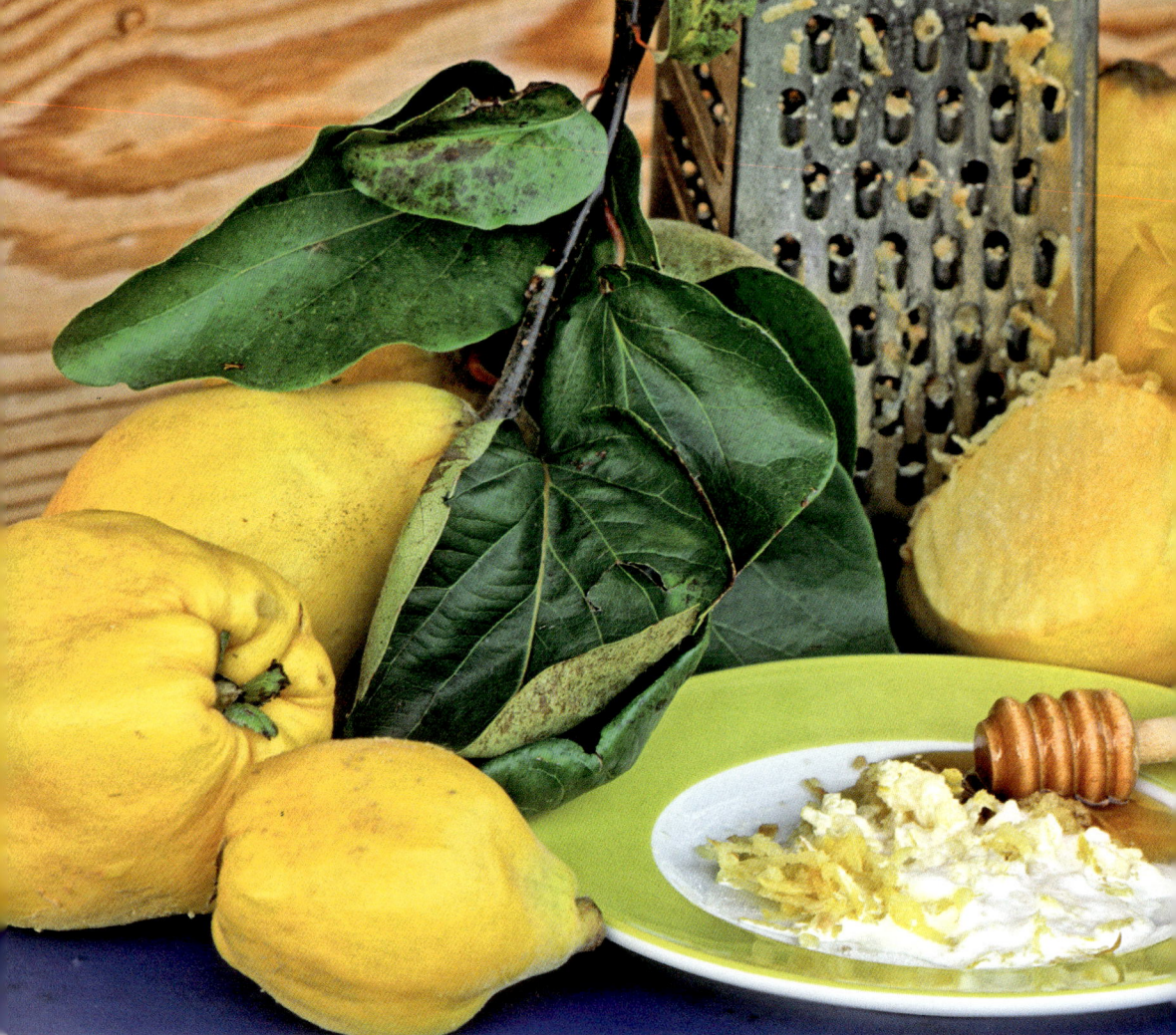

Quitten-Gel-Haarfestiger

— 1–1 $^{1}/_{2}$ TL Quittenkerne

— 100 ml Wasser

Kerne etwa 12 Stunden in Wasser einweichen, dann herausfiltern und das Wasser kurz aufkochen. Alternativ die Kerne 15 Minuten in Wasser schwach köcheln lassen, dann abseihen. Es entsteht ein Schleim mit gelartiger Konsistenz, der sich als Haarfestiger verwenden lässt. Die Kerne nicht zerkleinert verwenden, da sie geringe Mengen Blausäure enthalten. Früher nutzte man den bei schwacher Hitze gekochten, dicken Schleim als Gurgelmittel bei Rachen- und Zahnfleischentzündungen, als Mundwasser für frischen Atem, als Gel bei spröder Haut und aufgesprungenen Lippen.

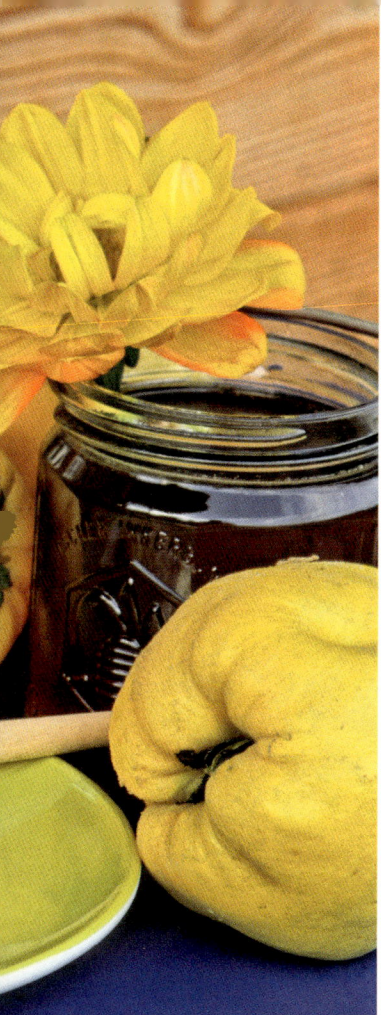

Duft und Glanz fürs Haar

Spröde, trockene, glanzlose Haare leben auf und beginnen zu duften.

— 1 mittelgroße Quitte
— 300 ml Weißwein- oder Apfelessig

Den pelzigen Belag von den Quitten reiben, Früchte waschen, vierteln, Kerngehäuse ausschneiden, in einen Topf geben, mit Wasser bedecken und 10 Minuten kochen lassen, bis das Wasser größtenteils verdampft ist. Die heißen Quittenstücke in ein Schraubglas geben, mit Essig übergießen und ca. 3 bis 4 Wochen stehen lassen, dann absieben, in eine dunkle Flasche abfüllen und im Kühlschrank aufbewahren. Dort ist der aromatisch riechende Essig etwa ein Vierteljahr haltbar. Nach dem Haarewaschen den im Verhältnis 3:1 mit Wasser verdünnten Essig über die Haare geben, kurz einwirken lassen und nur bei Bedarf mit frischem Wasser ausspülen.

Quitten-Sahne-Mus für die Verwöhn-Maske.

Rosskastanie

Früchte für Haut und Haar

Sie beschatten Biergärten landauf, landab, vor allem in Bayern spenden sie den Biertrinkern im Freien Schatten: Die Rede ist von der Rosskastanie (*Aesculus hippocastanum*), die ursprünglich aus dem Balkan stammt. Im Herbst, wenn die Kinder wieder Mengen von Kastanien anschleppen, ist sicher auch eine Handvoll Früchte für ein persönliches Verwöhnprogramm dabei: Rosskastanienpräparate werden gegen Krampfadern und offene

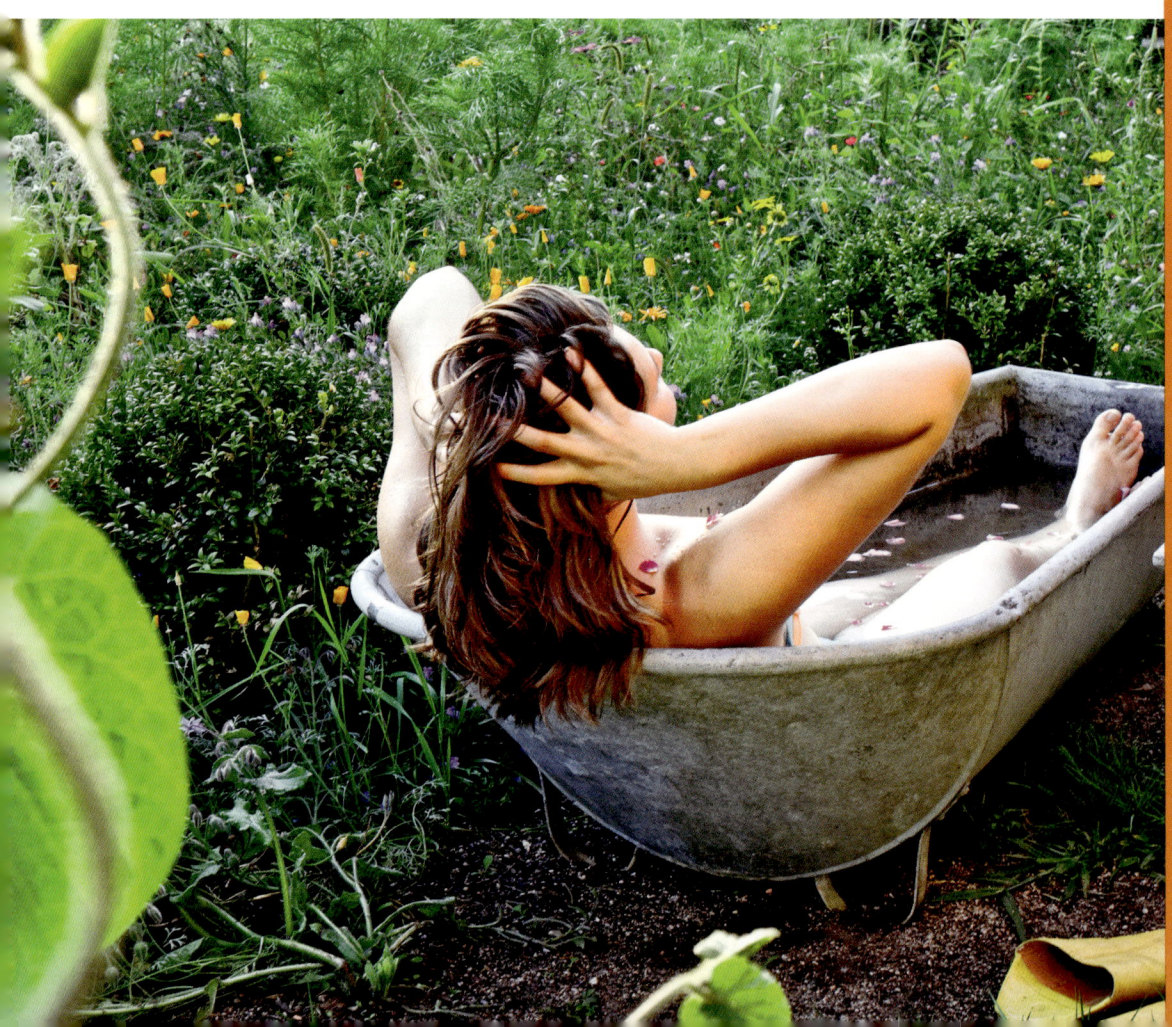

Beine ebenso eingesetzt wie gegen Cellulite. Traditionell hilft der Fruchtbrei, um rote Hände geschmeidig und zart zu bekommen. Die Früchte enthalten 3 bis 8 % Saponine und zusätzlich noch Gerbstoffe, die die Haare glätten, weshalb wässrige Auszüge auch für die Haarpflege verwendet werden.

Die Bäume lassen sich einfach aus Kastanien ziehen, die man in eher frische und feuchte, tiefgründige Böden steckt. Doch Vorsicht: Die Bäume wachsen bis zu 25 Meter hoch.

Streichelzarte Hände

Rote, rissige Hände werden innerhalb weniger Stunden streichelzart, weich und hell.

— 1 Handvoll Rosskastanien
— 1 Eigelb
— 1–2 EL Mandelöl

Rosskastanien in Wasser weich kochen, abseihen, Schale entfernen, die Früchte zerdrücken und das Mus mit Eigelb und so viel Mandelöl vermischen, dass ein sämiger Brei entsteht.

Den Brei auf die Hände auftragen und am besten mehrere Stunden einwirken lassen. Wegen der langen Einwirkzeit empfiehlt es sich, Baumwollhandschuhe überzuziehen.

Schöner Schaum im Bade

— $^1/_2$ Eimer Kastanien

Kastanien über Nacht einweichen, grob zerschneiden, aufkochen, abseihen und den Sud ins Badewasser geben. Sofort beginnt sich schönster Schaum zu bilden, der nicht nur reinigt, sondern auch bei Durchblutungsstörungen hilfreich ist. Den Sud verwendeten die Menschen einst auch, um sich die Haare zu waschen.

❋ *Tipp:* **Bereits unsere Großmütter nutzten die Blüten, die sie mit Weingeist übergossen, um sich eine Flüssigkeit für ihre Riechfläschchen anzusetzen: Dank des Kastanien-Auszugs, den sie sich in kritischen Situationen unter die Nase hielten gelang es Ihnen, die Contenance zu wahren.**

Rosskastanien enthalten schäumende Saponine, die Haut und Haare reinigen.

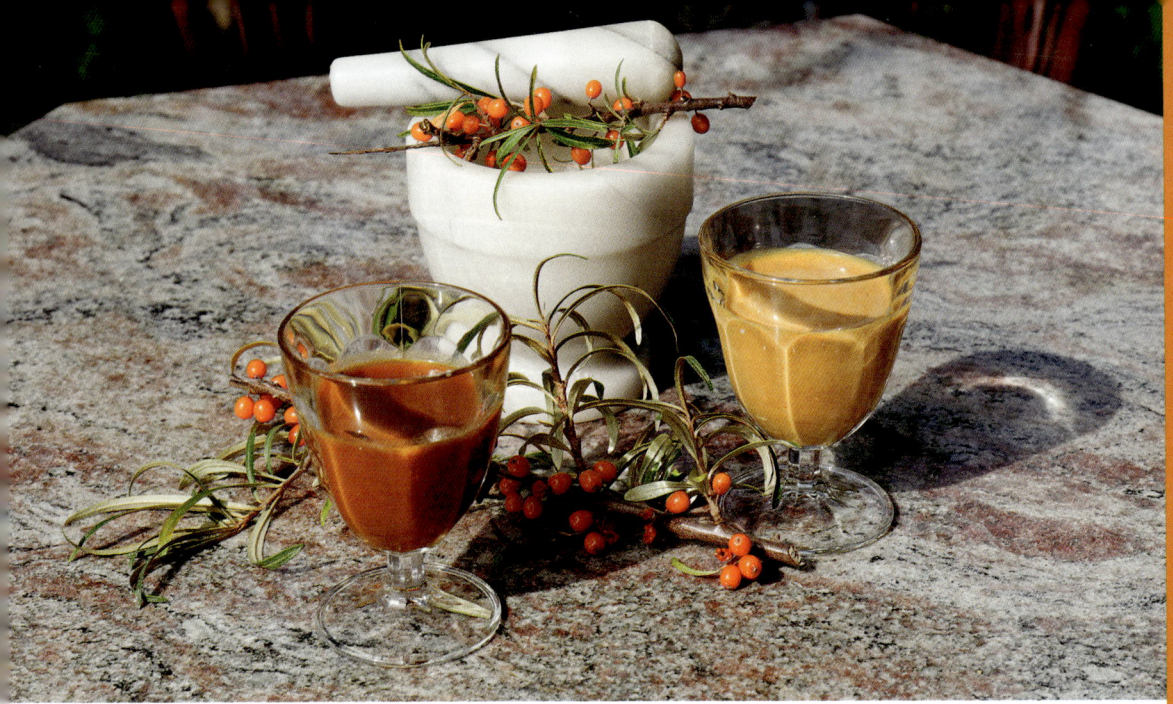

Sanddorn

Multivitaminbombe von der Küste

Sanddorn (*Hippophae rhamnoides*) ist ein Multivitaminspender vom Feinsten, der die Haut regenerieren hilft. Der Strauch gehört zur Familie der Ölweidengewächse und findet sich oft in den Küstenregionen nördlicher Länder, wo er als robuste Pionierpflanze Dünen und Böschungen befestigt. Seine orangefarbenen Beeren leuchten ab Ende August bis Mitte September aus dem weidenähnlichen, silbrig glänzenden Laub. Sie enthalten rund 600 mg Vitamin C pro 100 g Früchte, rund 7 bis 10mal so viel wie Zitronen, weshalb die Beeren seit jeher helfen, gesund durch den Winter zu kommen. Daneben bietet Sanddorn Vitamin B12 und ist reich an fettlöslichen E-Vitaminen sowie Karotin. Zum Ernten legen Sie besser ein Tuch unter den Strauch und schneiden die Beeren mit einer feinen Nagelschere ab, da die dünne Haut der saftigen Früchte beim Anfassen leicht zerplatzt. Im Garten ist Sanddorn als Wildobst in der Hecke wertvoll, da Vögel auf seine Beeren fliegen. Der Strauch bevorzugt sandige bis lehmige Böden, die durchlässig sind. Wichtig ist, in der Nähe einer weiblichen Pflanze auch eine männliche zu pflanzen, um Früchte ernten zu können.

Vitaminbombe fürs Gesicht

Diese Maske pflegt, regeneriert und erfrischt vor allem trockene Haut. Am besten setzen sie mindestens die doppelte Menge an, um die Hälfte davon als Stärkung für das Immunsystem zu vernaschen.

— 1 EL Sanddornsaft
— 1 EL Schmand oder Quark

Beide Zutaten verrühren und etwa 15 Minuten auf Gesicht und Dekolleté auftragen, anschließend mit lauwarmem Wasser abspülen.

Sanddorn-Beeren helfen der Haut sich zu regenerieren.

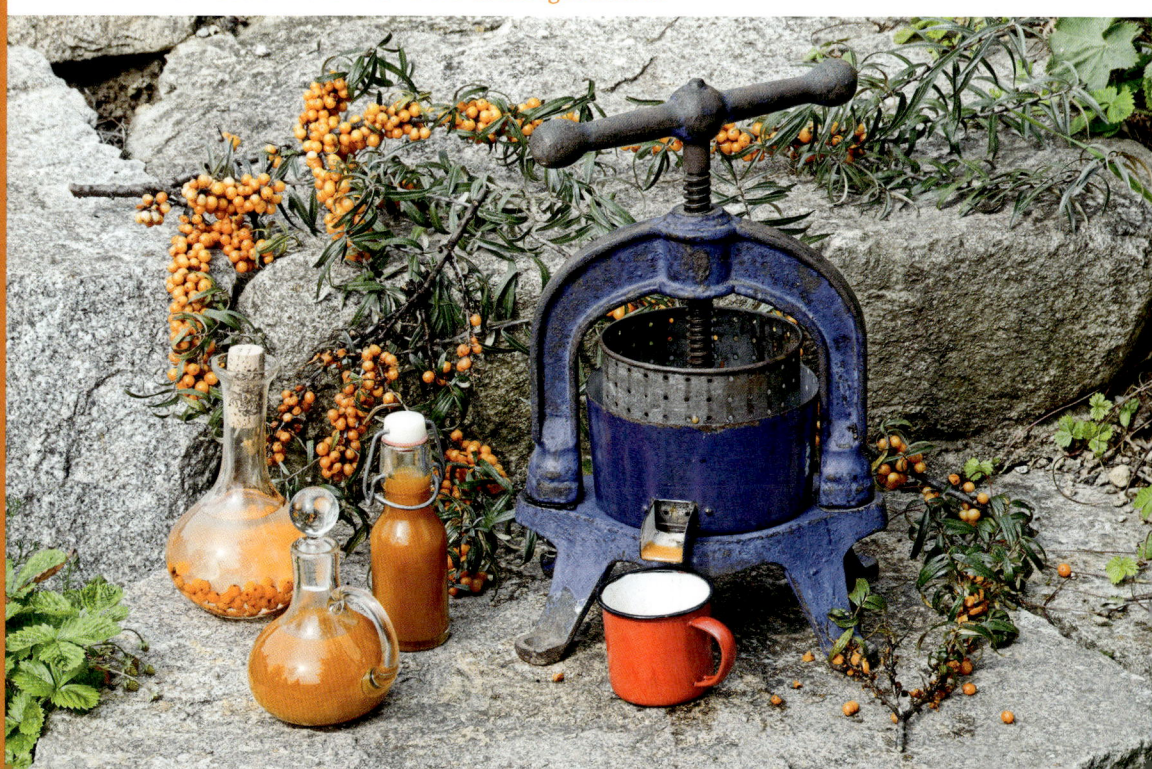

Sonnenblume

Ein nährendes Kraftpaket

Im Frühjahr als Samen in die Erde gesteckt, zeigen die Einjährigen bis zum Herbst ihre munteren Blütensonnen. Anschließend tragen Sonnenblumen (*Helianthus annuus*) schwer an den Kernen, die sich gut verwenden lassen, beispielsweise um nährende Masken zu bereiten.

Reine Haut dank feiner Kerne

Diese Maske klärt unreine Haut, reinigt und nährt, da Sonnenblumenkerne reichlich Vitamine und Lecithin enthalten.

— 3 EL Sonnenblumenkerne
— 1 EL Honig
— 2 EL Pflanzenöl

Kerne in einer Kaffeemühle fein mahlen, mit handwarmem Honig und Öl vermengen und auf Gesicht und Halspartie auftragen, 30 Minuten einwirken lassen, ehe die Maske mit lauwarmem Wasser abgespült wird.

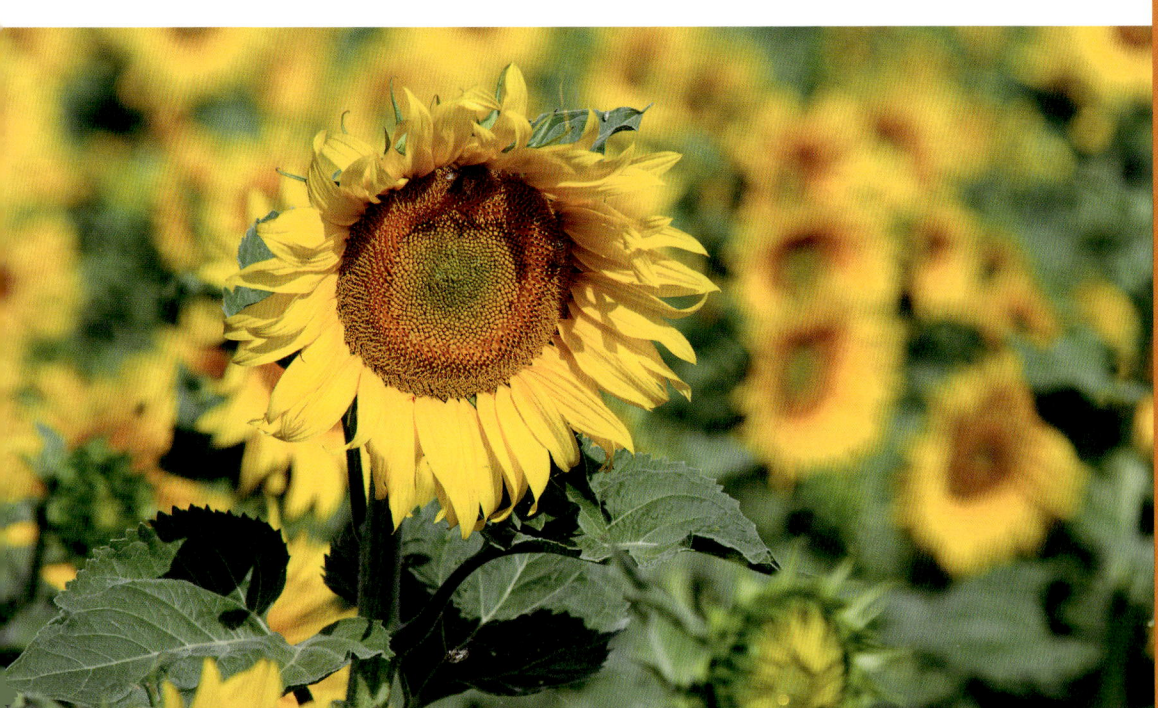

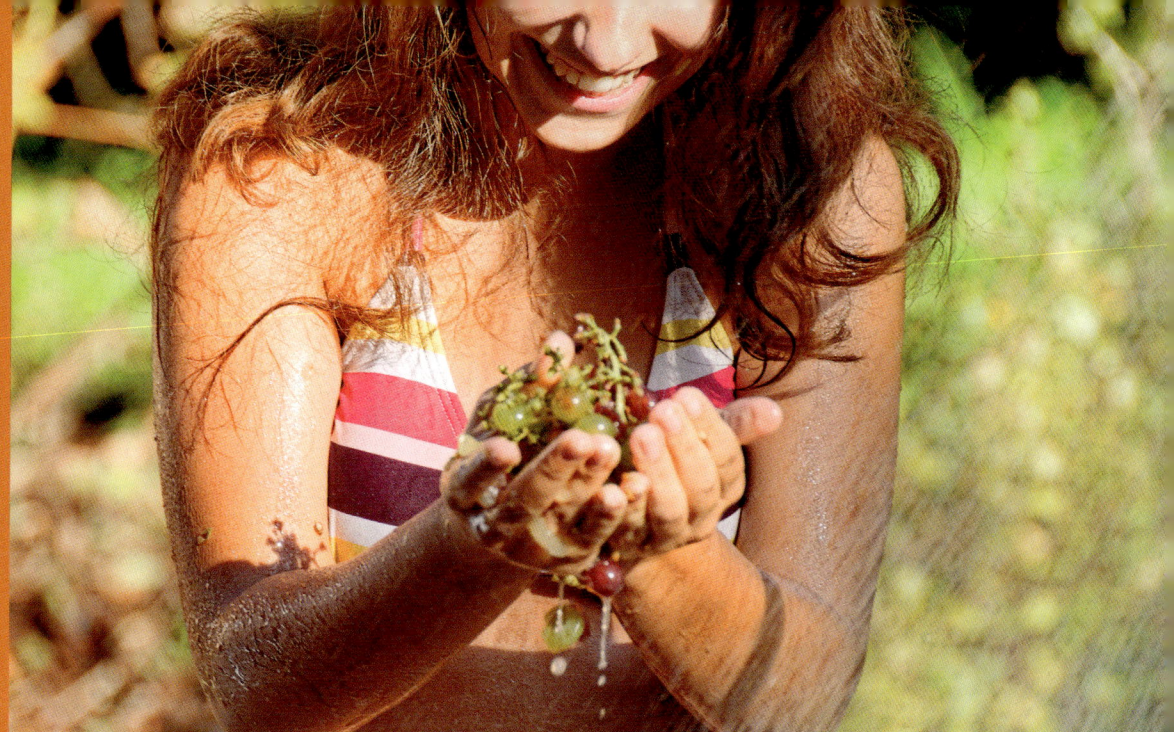

Trauben

Trendige Beeren als Radikalfänger

Trauben können Sie pur genießen – auch in der Naturkosmetik. Inhaltsstoffe wirken gegen freie Radikale, straffen das Bindegewebe und helfen bei unreiner und trockener Haut. Weintrauben enthalten viele Fruchtsäuren, Traubenzucker, Vitamine und Mineralsalze, in der Schale finden sich Biophenole, die den Teint zart und geschmeidig machen. Wer Weinreben (*Vitis vinifera*) im Garten anbaut, braucht warme, windgeschützte Plätze wie in einem Atriumgarten oder an einer Südwand. Man pflanzt am besten im Frühjahr, etwa 80 cm tief, und füllt das Pflanzloch mit nahrhafter Komposterde auf.

Traubensaft-Reiniger

Traubensaft verhilft jedem Hauttyp zu reiner Haut. Einfach ein oder zwei Trauben aufschneiden, Kerne entfernen und die Frucht auf die Haut reiben und etwa 10 Minuten einwirken lassen. Danach mit Wasser abspülen. Alternativ eine Baumwoll-Kompresse mit Traubensaft tränken und diese rund 10 Minuten ins Gesicht legen.

Die Prozedur erfrischt herrlich und lässt sich prima mit dem Genießen von Obstsalat kombinieren.

Powermaske fürs Gesicht

Wer sich diesen Brei aufträgt, wird staunen, wie straff sich die Haut danach anfühlt.

— $^1/_2$ Handvoll Trauben
— 1 EL Honig
— 1 Eigelb

Trauben halbieren, mit einer Kuchengabel das Fruchtmus herausquetschen, dieses mit Honig und Eigelb vermischen und für 20 Minuten im Gesicht auftragen, dann mit Wasser abspülen.

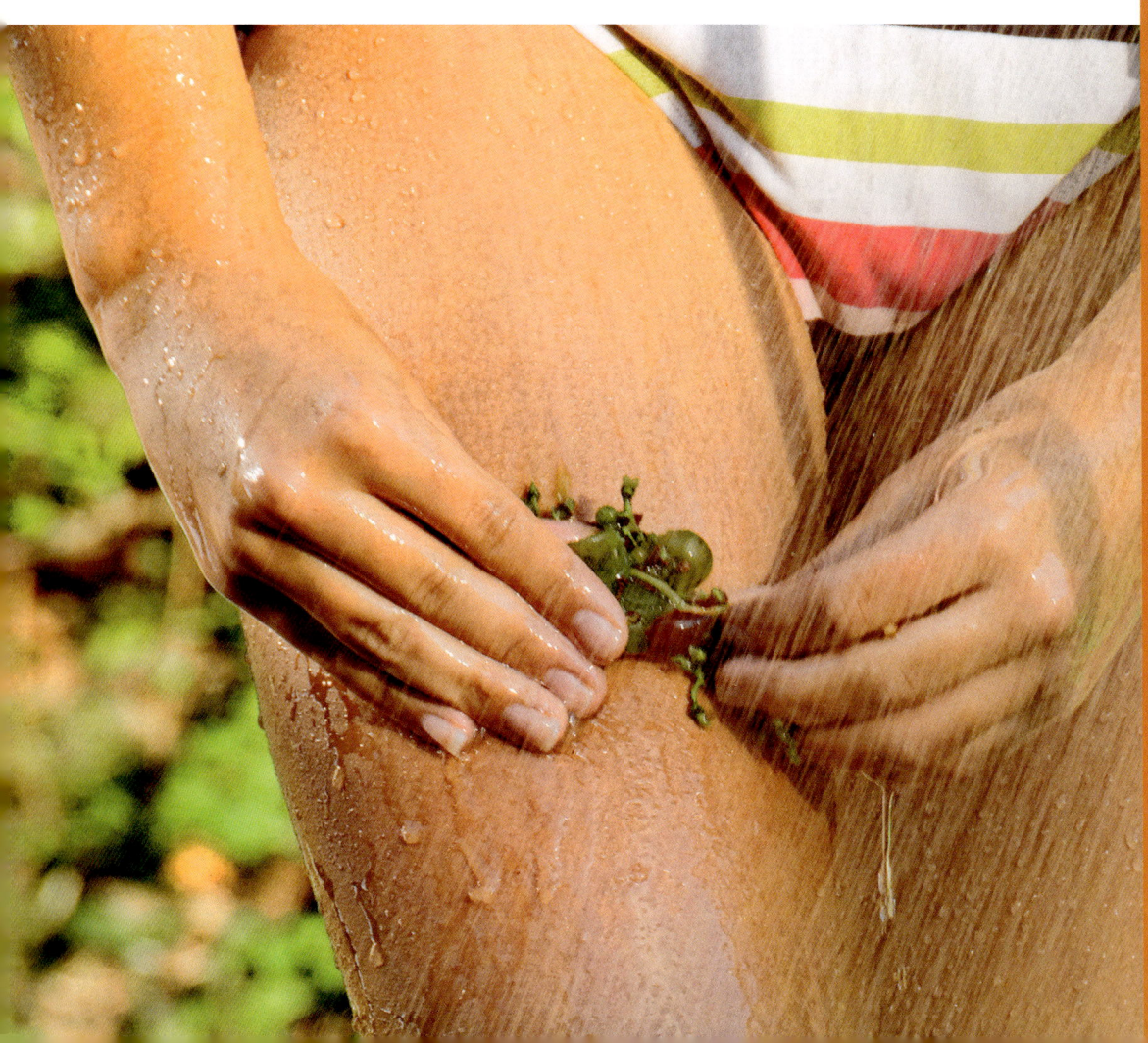

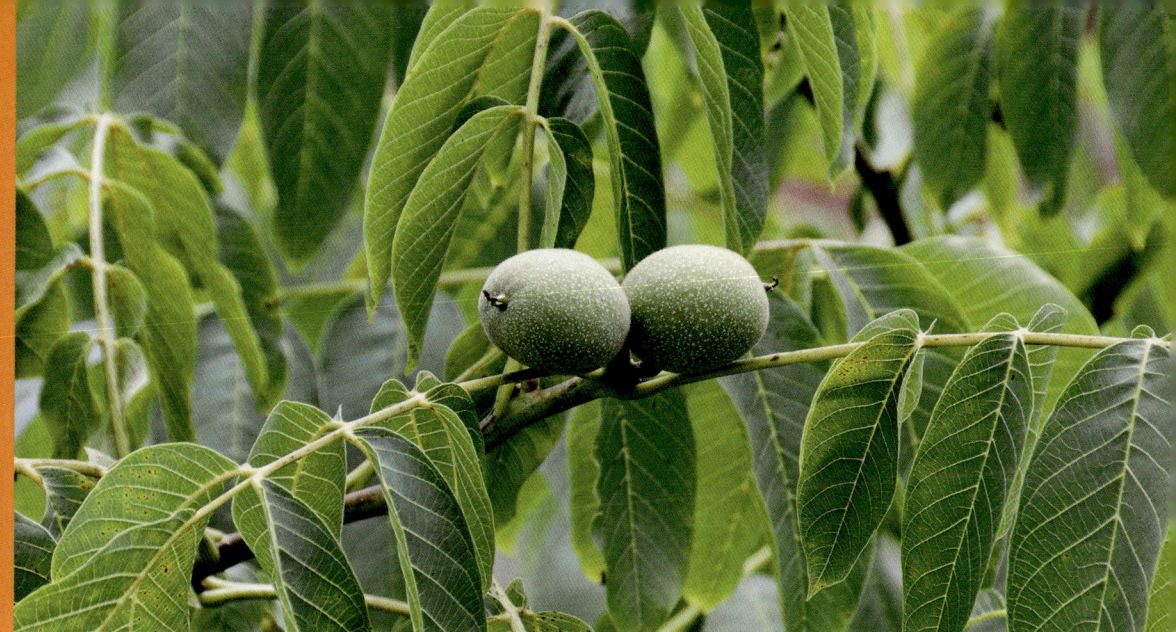

Walnuss

Harte Schale mit Färbekraft

Die Walnuss (*Juglans regia*) stammt ursprünglich aus Mittelasien und wurde seit alters her geschätzt, da der Baum Mücken fernhält und es sich unter seinem Blätterdach gemütlich sitzen lässt. Walnüsse und ihr Öl sind nahrhaft und wertvoll, während die Blätter und Schalen Frauen seit jeher dazu dienten, um ihrem Haar einen satten Braunton zu verleihen.

Braunton im Haar
— 2–3 Handvoll grüne Walnuss-Schalen
— Olivenöl
— Wasser

Schalen mörsern oder in der Kaffeemühle mahlen und Olivenöl sowie wenige Tropfen heißes Wasser zugeben, bis ein sämiger Brei entsteht. Beim Mischen Handschuhe tragen. Den färbenden Brei im Haar verteilen und je nach gewünschter Farbintensität bis zu 30 Minuten einwirken lassen, dann die Haare erneut waschen. Ein sanfteres Ergebnis ergibt ein Walnussblätter-Tee, der zudem für glänzendes Haar sorgt, das sich gut frisieren lässt.

Weißkohl

Für schöne Krautgärtner

Weißkraut als Schönheitsmittel? Der Gedanke wirkt alles andere als charmant, doch seit wir den Versuch das erste Mal gemacht haben, kommt im Herbst regelmäßig Weißkraut aufs Gesicht. Volksheilkundlich wurde Weißkohl seit jeher bei Hautentzündungen und -ausschlägen verwendet, da er antimikrobielle und entzündungshemmende Eigenschaften besitzt.

Weißkraut hat den höchsten Vitamin-C-Gehalt aller Krautarten und enthält außerdem reichlich Mineralstoffe und weitere Vitamine wie Vitamin E sowie Carotinoide und Senfölglycoside, weshalb ihn empfindliche Personen besser an einer kleinen Hautstelle vortesten. Sauerkraut ist reich an Milchsäure, Vitamin A, B, C, K und an Mineralstoffen.

Es gibt Kohlsorten die früh, andere, die spät gepflanzt werden; die späten Sorten sind lagerfähig. Weißkohl braucht zum Wachsen reichlich Wasser, Nährstoffe und viel Platz, daher ist er eher in großen Gärten zu finden. Als Nährstoffzugabe empfiehlt sich gut verrotteter Mist. Gesät wird ab April ins Saatbeet, später werden die Pflanzen im Abstand von 40 cm x 40 cm ins Gemüsebeet gesetzt.

❊ *Tipp:* **Wer Weißkraut-Brei mit etwas Oliven- oder Sonnenblumenöl mischt und direkt aufs Gesicht (Augen- und Mundpartie aussparen) legt, wird sich nach kurzer Zeit herrlich erfrischt fühlen. Außerdem spendet die Maske viel Feuchtigkeit und hilft trockener Haut entspannen. So geht's: Einfach das Kraut fein schneiden, anschließend mit dem Zauberstab pürieren, den Brei zwischen zwei dünne Baumwolltücher geben und auf die Haut legen. Der Weißkraut-Umschlag hilft der Haut auch bei Verbrennungen und Entzündungen.**

Strahlender Teint hinter Sauerkraut

Wer sein Gesicht in Sauerkraut hüllt, wird sich rasch erfrischt fühlen, während der Teint frisch gereinigt leuchtet. Die Maske hilft sehr gut bei fettiger, unreiner Haut, sollte zuvor jedoch an einer kleinen Hautstelle ausprobiert werden, da der Säureanteil im Kraut hoch ist. Aus diesem Grund mildert in diesem Rezept ein Milchprodukt die Säure ab.

— 2 EL Sauerkraut
— 2 EL Vollmilch
— 5–6 EL Sahnequark

Zutaten zu einem Brei verrühren, auf Gesicht und Halspartie auftragen und nach 20 Minuten abspülen.

❊ *Tipp:* **Wer rohes Sauerkraut aufs Gesicht legt, hilft fettiger, unreiner Haut, sich zu klären.**

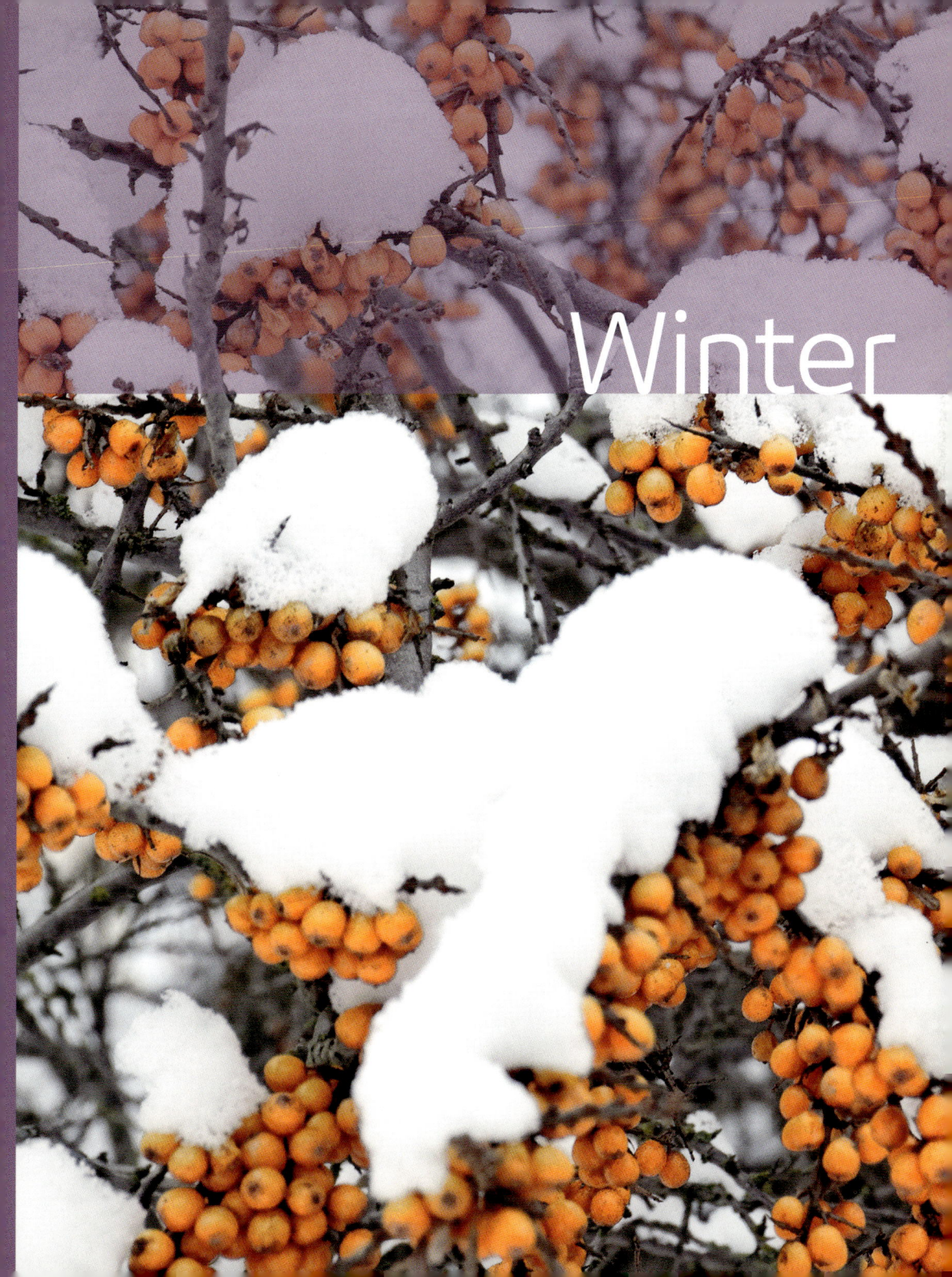

Winter

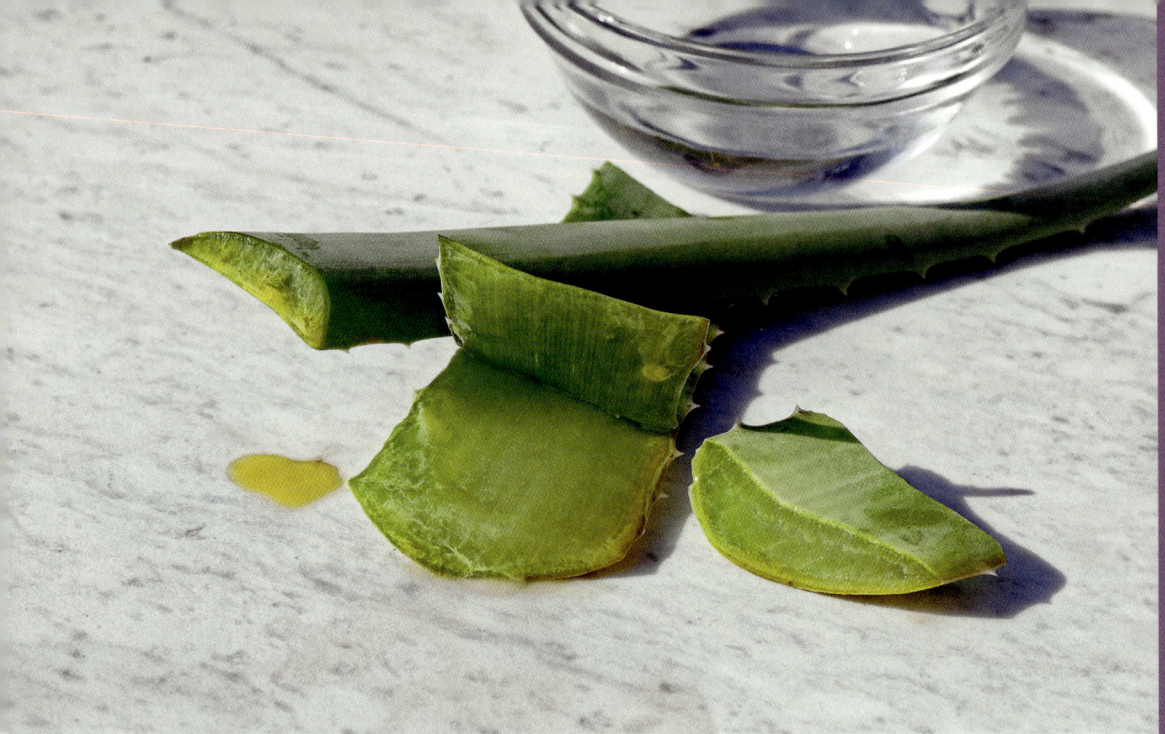

Durchsichtiges Aloe-Gel verwöhnt die Haut.

Aloe

Saftiger Feuchtigkeitsspender

Die Aloe stammt aus tropischen Gebieten; die beiden Unterarten *Aloe vera* (oder *barbadensis*) und *Aloe arborescens* oder Baumaloe sind bei uns schon seit langem als Zimmerpflanzen beliebt. Das frische Blattgel spendet Feuchtigkeit, hilft bei Insektenstichen, sonnengereizter Haut und wirkt wundheilend. Frisches Aloe-Gel ist jedem haltbar gemachten Produkt überlegen. Ernten Sie nur bei Bedarf und so, dass immer einige Blätter stehen bleiben. Das Blatt mit einem scharfen Messer quer zerteilen, so dass gelber, bitterer Saft namens Aloin austritt, mit dem die Haut nicht in Berührung kommen sollte. Anschließend das durchsichtige, schleimige Gel aus den Blättern pressen und direkt auf die Haut legen. Die abgeschnittenen Blätter lassen sich, eingehüllt in eine Kunststofftüte, an einem dunklen, kühlen Ort 2 bis 3 Tage lang gut aufbewahren.

Avocado

Fette Frucht für seidige Haut

Avocados enthalten unter anderem die Vitamine A, D, E sowie Lecithine und Phytosterine. Sie helfen vor allem trockener und reifer Haut zu regenerieren, für fettige Haut sind sie weniger geeignet.

Avocado-Maske
— $^1/_2$ reife Avocado
— 2 TL Joghurt, Sahne
   oder Quark
— 1 Spritzer Zitronensaft
   Die Zutaten gut vermischen
   und großzügig mit den Fingern oder mit Wattepads
   auf das gereinigte Gesicht
   und Dekolleté auftragen,
   dabei die Mund- und
   Augenpartie aussparen.
   Nach 15 Minuten mit einem
   feuchten Tuch entfernen.
   Die Haut fühlt sich danach
   geschmeidig, frisch und
   weich an.

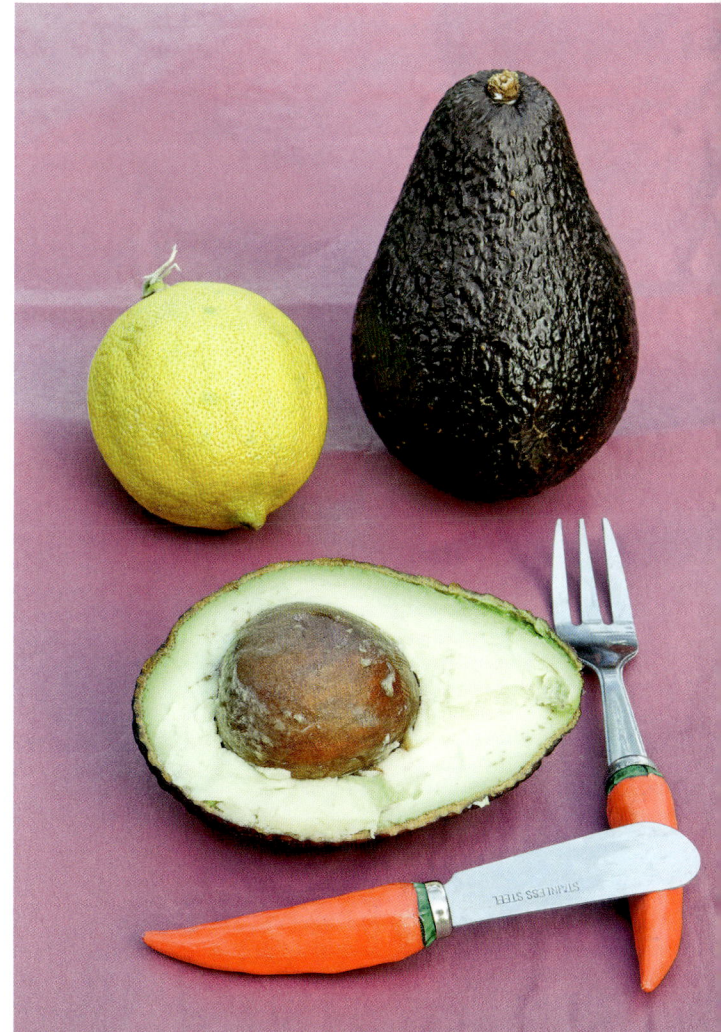

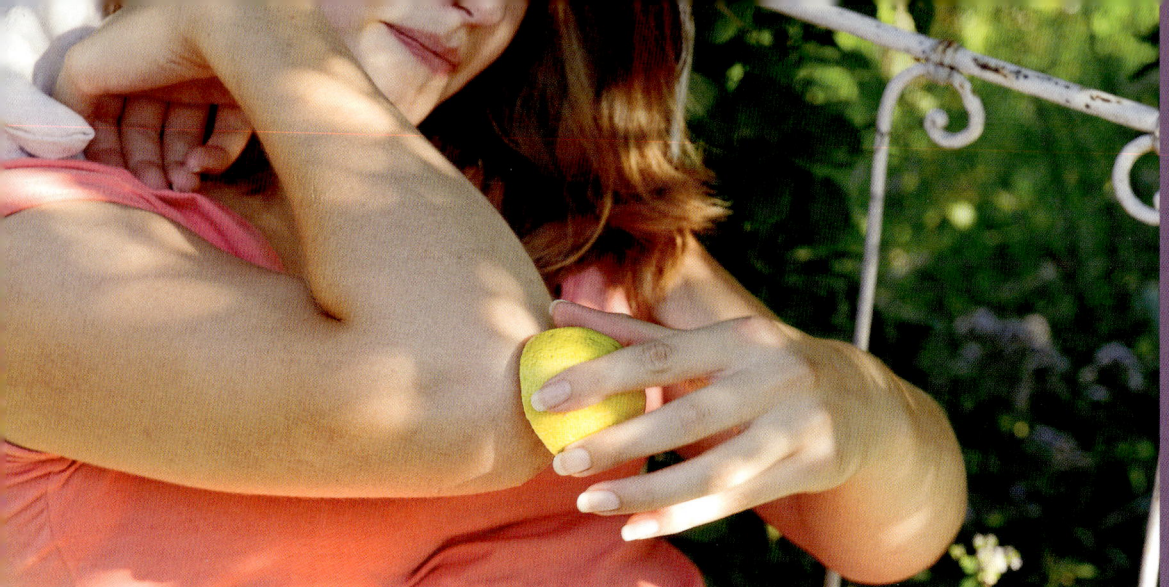

Zitrone

Sauer macht frisch

Kur für den Ellbogen

— 1 Zitrone

Die Zitrone in 2 Hälften schneiden, und mit je einer Hälfte einen Ellbogen gut einreiben, bis zum Trocknen einwirken lassen, dann abwaschen und mit einer Feuchtigkeitscreme einreiben.

Fruchtsäure-Peeling

Die Fruchtsäure des Zitronensaftes wirkt wie ein Peeling und löst Verhornungen sanft auf. Auf diese Weise wird das pflegende Mandelöl besser von der Haut aufgenommen und entfaltet seine volle Wirkung.

— 100 ml Maiskeim- oder Mandelöl
— 2 TL Zitronensaft

Zitronensaft tropfenweise ins Öl rühren, das in den Handflächen angewärmte Öl in kreisenden Bewegungen in die Haut massieren.

Sahne-Öl-Packung fürs Haar

Diese Packung mit Zitronensaft verleiht allen Haartypen Feuchtigkeit, Glanz und Geschmeidigkeit.

— 2 EL Sahnequark
— 2 TL Weizenkeimöl
— 1 TL Zitronensaft

Alle Zutaten verrühren, und im gewaschenen, noch feuchten Haar verteilen. Nach 10 Minuten mit viel warmem Wasser auswaschen.

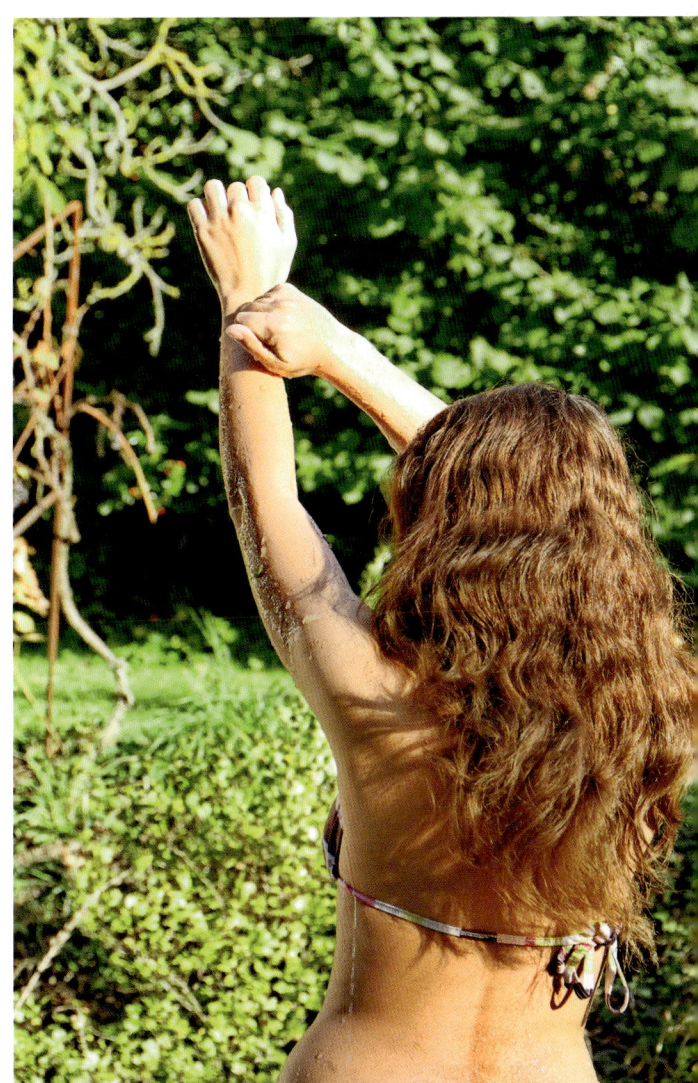

Ein Zitronensaft-Öl-Peeling belebt die Haut.

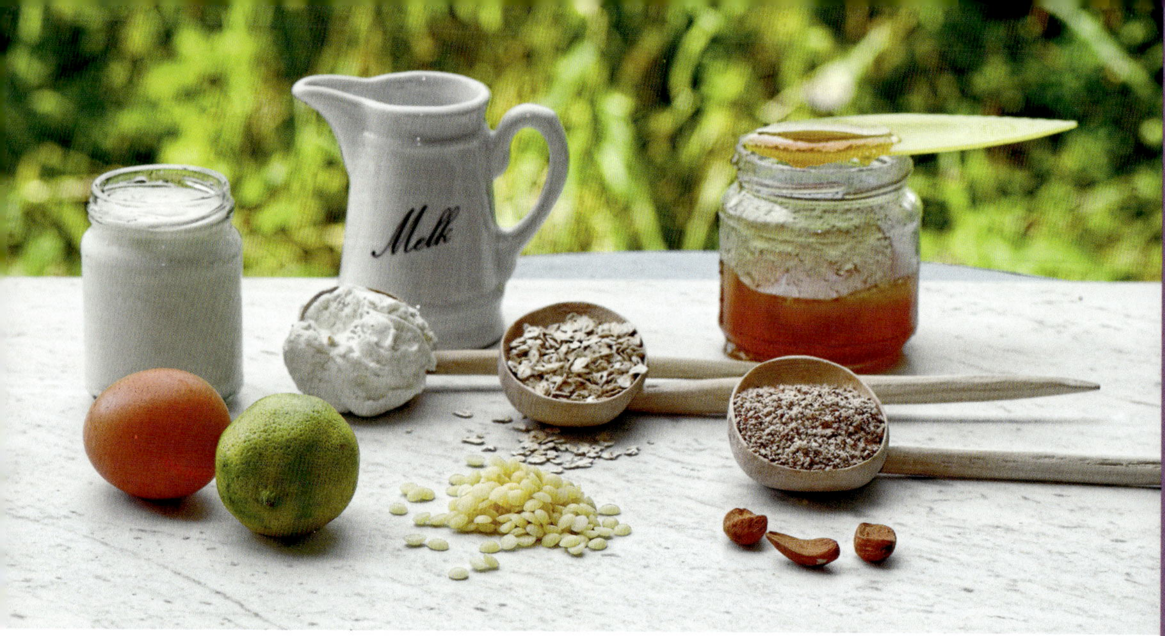

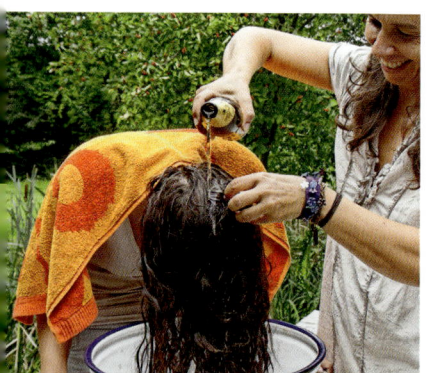

Winterzutaten aus der Küche

Bienenwachs
gibt Salben Konsistenz

Bienenwachs umhüllt die Haut wie ein schützender Film und ist Bestandteil von Cremes und Lippenstiften. Das gereinigte Wachs kauft man am besten als dünne Plättchen beim Naturkosmetik-Händler. Die kleinen Plättchen sind einfach zu verarbeiten, weil sie rasch schmelzen. In der Naturkosmetik dient es als sogenannter Konsistenzgeber, da es beispielsweise aus Öl eine geschmeidige Salbe macht und dabei stark härtend wirkt.

Bier
Haarspray aus der Flasche

Bier als Festiger für feines Haar oder als Bier-Ei-Packung – wer kennt nicht die Schönheitsrezepte mit dem flüssigen Gold. Wer die Haare anschließend föhnt, wird merken, dass sich das Wirtshaus-Aroma rasch verflüchtigt.

Eigelb
Pflegender Faltenglätter

Eigelb enthält Cholesterin, das die Haut glatt und geschmeidig macht. Es pflegt und glättet in Packungen und Masken, die sofort verbraucht werden sollten.

Glättende Lotion aus Eigelb
— 1 Eigelb
— 2 TL Olivenöl

    Die Lotion auf Gesicht und Hals auftragen und einige Zeit einwirken lassen, dann mit lauwarmem Wasser abwaschen. Wer fettige Haut hat, rührt noch etwas Gurkensaft unter.

Eiweiß
Straffender Kick für müde Haut

Eiweiß hilft die Haut zu straffen und die Poren zu verengen.

Eischaum-Lifting
Eine Gesichtsmaske mit Eiweiß strafft sofort. Das Plus an Sahne spendet Feuchtigkeit und füllt Trockenheitsfältchen auf:
— 1 Eiweiß
— 1 TL Sahnequark

    Eiweiß steif schlagen, Sahne unterrühren und aufs Gesicht streichen. Nach 20 Minuten warm abwaschen und kalt nachspülen.

Kraftfutter für die Haut

Das Mehl aus Haferkörnern wirkt beruhigend, reinigend und glättend und lässt sich gut zum Waschen der Haut und für Masken verwenden. Hafermehl schmeckt nussig, enthält viele Proteine und besitzt einen hohen Fettanteil, da beim Mahlen ein Großteil der Schalen entfernt wird, der Keimling aber unversehrt bleibt. Wegen seines hohen Fettgehalts wird es recht schnell ranzig. Für die Naturkosmetik mahlen wir kleine Mengen in der Kaffeemühle aus Haferflocken. Hafermehl wie Haferflocken geben Masken die gewünschte breiige Konsistenz.

Nährende Breimaske

Wer womöglich ohnehin gerade einen Haferbrei bereitet, kann sich mit dieser sanft einhüllenden Maske verwöhnen.

— 3 EL Haferflocken
— 3 EL Milch
— 2 TL Zitronensaft

Haferflocken mit heißer Milch mischen, etwas abkühlen lassen, Zitronensaft beimischen und die handwarme Mischung im Gesicht auftragen, 20 Minuten einwirken lassen und mit lauwarmem Wasser abspülen.

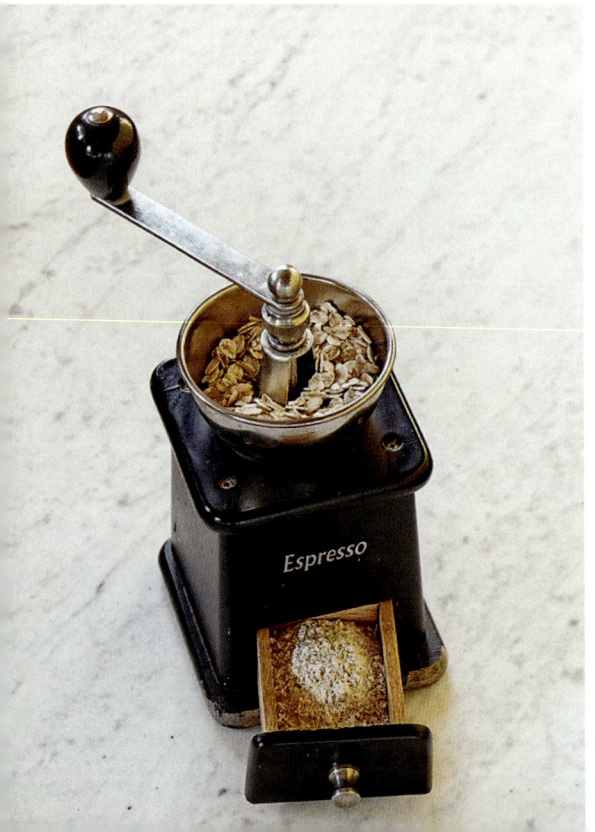

Haferflocken in der Kaffeemühle zu Mehl mahlen.

Hefe
Nährstoffe für Innen und Außen

Hefe steckt voller Vitamin B und Protein und hilft bei trockener, unreiner Haut sowie innerlich wie äußerlich. Die Maske fühlt sich weich, geschmeidig und frisch an, wobei sie beim Trocknen leicht spannt.

Maske hilft trockener Haut
— $^1/_4$ Hefewürfel
— 1 Eigelb
— 1 EL Öl (Sonnenblumen, Olivenöl)

Frische Hefe zerdrücken und mit Eigelb und Öl zu einer sämigen Paste verrühren, diese auf die Gesichtshaut auftragen, 20 Minuten einwirken lassen und mit lauwarmen Wasser abspülen. Bleibt noch Hefemischung übrig, freuen sich auch Arme und Handrücken über eine Verwöhnkur.

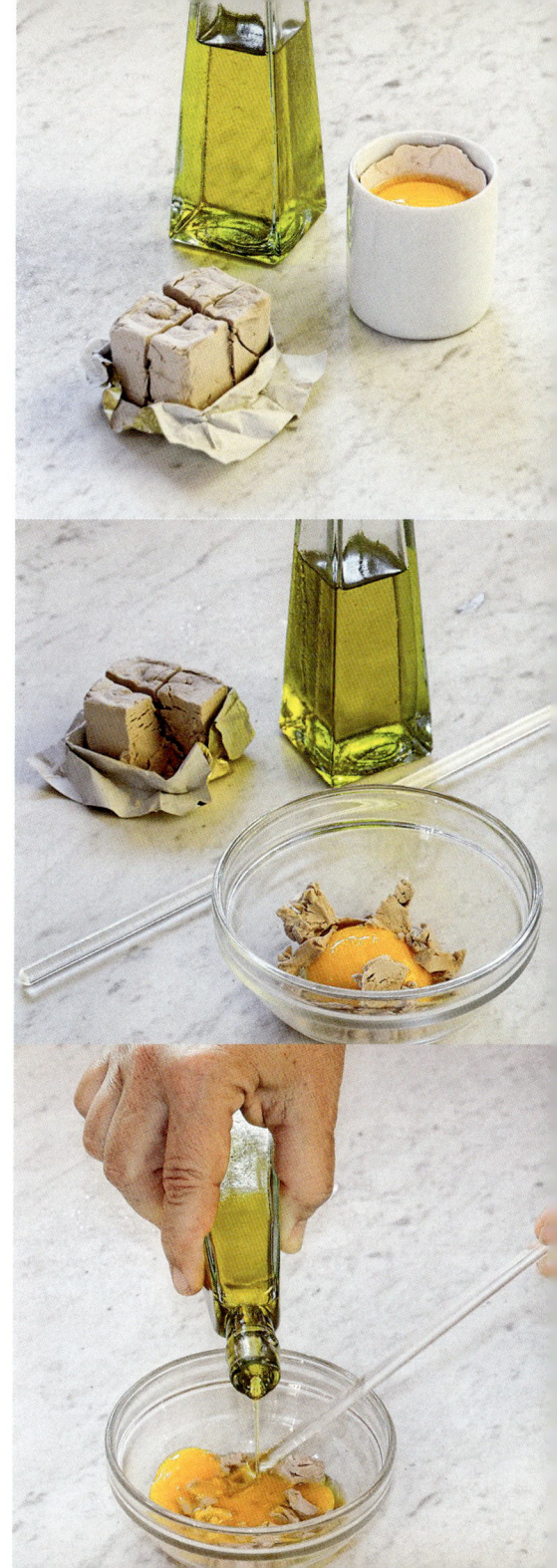

Honig lässt sich nicht nur prima von der Haut schlecken, er wirkt antibakteriell, enthält wertvolle Mineralien und hilft der Haut, besser Feuchtigkeit zu speichern und sich geschmeidig und glatt zu erhalten. Außerdem besitzt er viele organische Säuren sowie Enzyme, die antiseptisch und konservierend wirken. Wer Honig in der Naturkosmetik einsetzt, solle ihn nie über 35 °C erhitzen, um die Wirkstoffe zu erhalten.

Honigmaske für glatte Gesichtshaut
Der Honig lässt die Haut auch beim Trocknen der Maske nicht spannen.
— 1 TL Honig
— 1 Eiweiß
— einige Tropfen Zitronensaft

Alles miteinander verrühren, im Liegen auf die Gesichtshaut pinseln, 20 Minuten einziehen lassen und mit weichem, lauwarmem Wasser abspülen oder mit Gurken-Schaumlotion (siehe Gurke, S. 47) die Maske entfernen. Die Haut fühlt sich danach samtweich und faltenfrei an und das Dekolleté wird wunderbar gestrafft.

✳ *Tipp:* **Wer zu trockener, aufgesprungener Haut an den Händen neigt, kann sie ein- bis zweimal am Tag mit Honigwasser einreiben, indem er einfach einen Teelöffel Honig in etwas warmem Wasser löst. Dies macht sogar Gärtnerhände wieder geschmeidig!**

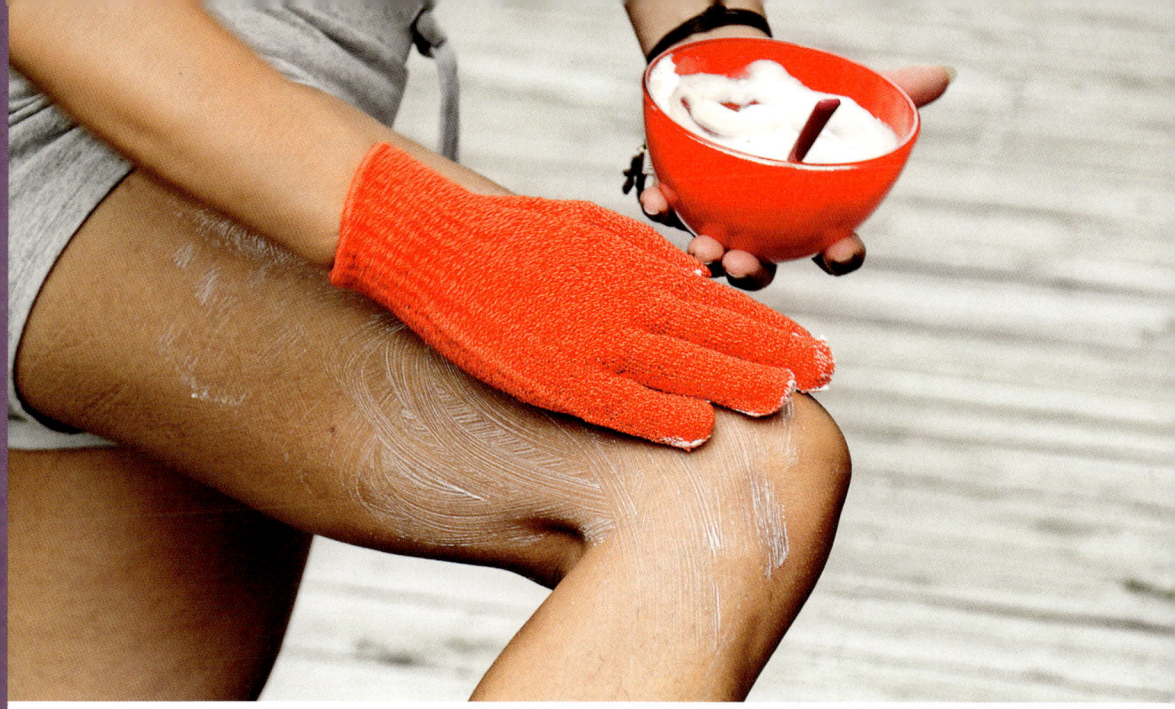

Meersalz
Venuspeelings aus dem Wasser

In Körperpeelings hilft Meersalz die Haut zu reinigen, zu regenerieren und das Bindegewebe zu straffen.
— 2 TL Meersalz
— 4 EL Milch
— 4 EL Quark

Quark und Meersalz unter tröpfchenweiser Beigabe von angewärmter Milch so lange
rühren, bis eine streichfähige Masse entsteht, die man in kreisenden Bewegungen
auf die Haut aufträgt, wobei man sensible Bereiche ausspart. Anschließend mit lauwarmem bis kaltem Wasser abspülen.

Milchprodukte
Das Geheimnis von Kleopatras Schönheit

Das Baden in **Milch** ist in vielen Kulturen seit jeher verbreitet: Wer erinnert sich nicht an Kleopatra, die in Eselsmilch badete? Milchfett beruhigt gereizte Haut und wirkt rückfettend, Milchzucker spendet Feuchtigkeit, während Milchsäure wie ein sanftes Peeling wirkt und Aminosäuren die Elastizität der Haut erhöhen. Milch eignet sich besonders für die zarte, empfindliche Haut, die durch Wasser nur noch rauer wird. Reine Milch ist, ebenso wie reiner Gurkensaft oder Tee, ein gutes Gesichtswasser, das die Haut weich macht und sie nährt.

✳ *Tipp:* **Milch macht Haare glatt und lässt sie glänzen: Milch in eine Sprühflasche füllen, ins gewaschene Haar sprühen, 15 Minuten einwirken lassen, dann mit lauwarmen Wasser ausspülen.**

Butter ist reich an Milchfett und fettlöslichen Vitaminen wie A, D und E. Frisch und ungesalzen eignet sie sich auch als Reinigungsmittel: Butter dünn auf die Haut auftragen, einreiben, einige Minuten einziehen lassen und dann das überschüssige Fett mit Papiertaschentüchern abreiben. Butter wird in der Volksheilkunde auch auf Brandwunden und schlecht heilende Wunden aufgetragen.

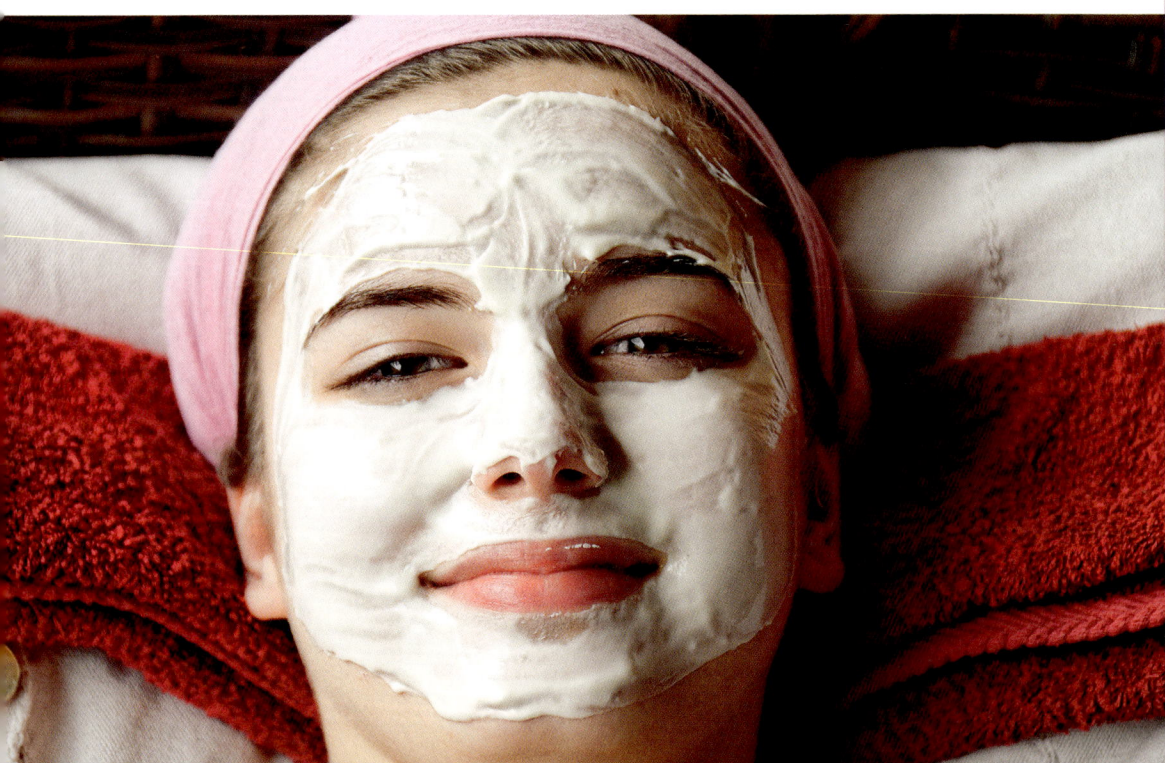

Buttermilch spendet Feuchtigkeit, erfrischt und hilft beispielsweise sonnengereizte Haut zu entspannen. Wer fettige Haut hat, nimmt statt Milch besser Buttermilch.

Naturbelassener **Joghurt** erfrischt und festigt er die Haut, wirkt leicht zusammenziehend und stabilisiert den Säureschutzmantel. Daher empfiehlt sich dieses Milchprodukt besonders für unreine und fettige Haut.

Masken mit **Quark** empfehlen sich vor allem bei fettiger Haut und lassen sie frisch und rein aussehen.

Saure und süße Sahne: Süße Sahne enthält mehr Fett als Milch, dafür mehr fettlösliche Vitamine und weniger Milcheiweiß. Das Milchprodukt macht die Haut glatt und zart, weshalb Sahne vor allem in Masken und Bädern beliebt ist: Dank der Fettsäuren hinterlässt sie einen dünnen Pflegemantel auf der Haut. Saure Sahne empfiehlt sich wegen des niedrigeren Fettgehalts besonders für fettige Haut.

Verwöhnmaske mit Sauerrahm und Honig

— 2 EL Saure Sahne
— 1 EL Honig

Zutaten mischen, aufs Gesicht auftragen und 15 Minuten einwirken lassen. Die Maske spendet Feuchtigkeit bei trockener, rauer Haut und wirkt entzündungshemmend.

❊ *Tipp:* **Zusätzlich kann man noch nährende Weizenflocken unterrühren (Menge nach Bedarf)**

Verwöhnmaske mit Sauerrahm und Honig.

Obstessig
Glanzmittel und Frischespender

In vielen Anwendungen hilft Obstessig die Haut zu reinigen, zu pflegen und zu schützen. Obstessig ist gut für Haarspülungen, da er den Kalk löst, der beim Spülen mit hartem Wasser im Haar zurückbleibt, und das Haar so zum Glänzen bringt.

Erfrischende Verwöhn-Maske
— 4 EL Apfelessig
— 3 TL Honig
— 2 EL Weizenkleie

Apfelessig anwärmen, Honig zugeben, Weizenkleie unterrühren, Maske auftragen, 30 Minuten einwirken lassen und mit lauwarmem Wasser abspülen.

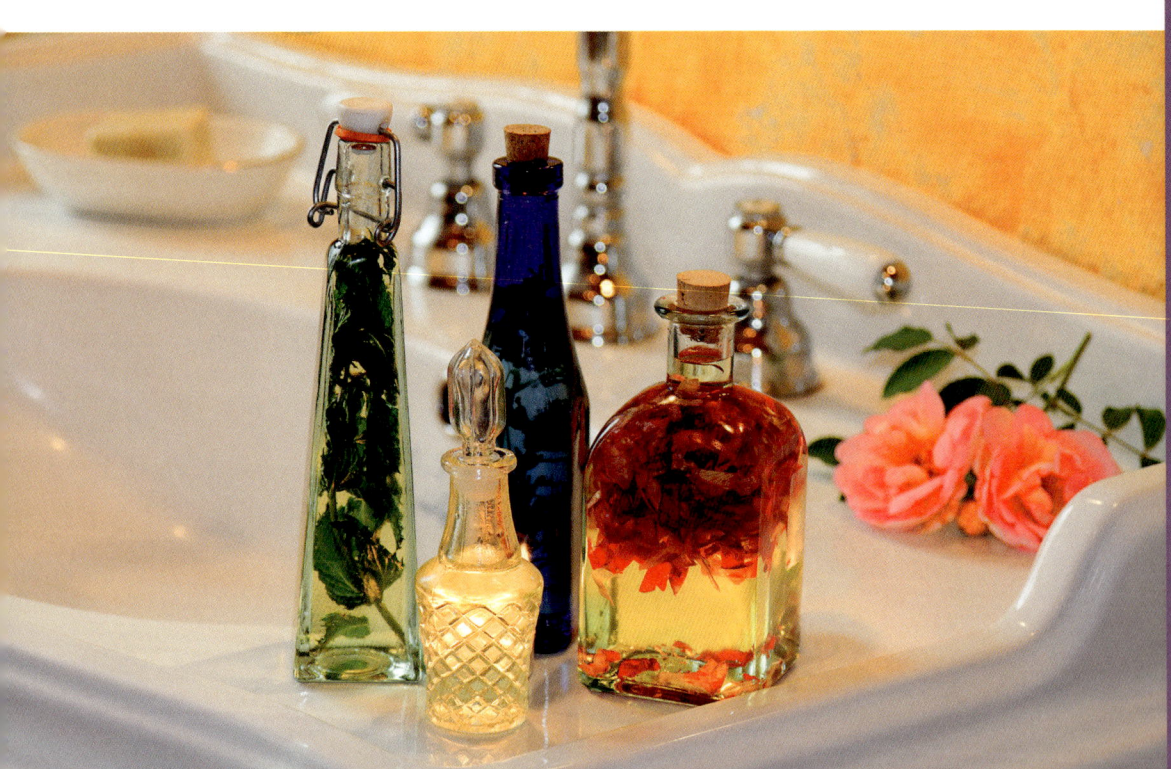

Öle
Für Haut wie Samt und Seide

Erdnussöl wirkt als leichter UV-Filter und wird daher in Sonnenölen eingesetzt sowie in Massage- und Hautölen.

Weizenkeimöl, das kalt gepresst wurde, ist ein wertvolles, ungesättigtes Öl, das einen hohen Vitamin-E-Gehalt besitzt und gut hautverträglich ist. Es hilft vor allem bei trockener Haut in Cremes, Badelotionen und Körperlotionen.

Traubenkernöl ist sehr hautverträglich und enthält viel Vitamin A und Vitamin E. Es wird in Cremes und Körperlotionen eingesetzt, die straffen und der Hautalterung vorbeugen sollen.

Sesamöl: Das kalt gepresste, mehrfach ungesättigte Öl wirkt rückfettend und enthält natürliche Lichtschutzfaktoren, so dass es auch für Sonnencremes verwendet wird. Es empfiehlt sich vor allem bei trockener Haut.

Sojaöl: Kalt gepresst ist es ein fettes, gut hautverträgliches Öl, das sich gut als Wirkstoffträger für fettlösliche Inhaltsstoffe von Kräutern wie Ringelblumenblüten eignet. Durch seinen hohen Lecitingehalt hilft es der Haut, Wasser zu binden.

✳ *Tipp:* **Wer zu Mitessern und Akne neigt, wählt besser Öle, die dafür bekannt sind, die Talkdrüsenfollikel nicht zu verstopfen. Sonnenblumenöl, Traubenkernöl, Distelöl, Nachtkerzenöl und Rosenöl zählen beispielsweise dazu.**

Einfaches Gesichts- und Körperpeeling mit Olivenöl
— 4 EL Rohrzucker
— 2 TL Olivenöl

✳ *Tipp:* **Ein wöchentlicher Wickel mit Öl und Honig regeneriert müde, schlaffe Haut am Hals und zaubert Knitterfältchen weg.**
— 3 TL Pflanzenöl wie Mandelöl
— 3 TL Honig
  Beide Zutaten leicht anwärmen, verrühren, mit einem Pinsel auf den Hals streichen und die Haut dann mit einem Frotteetuch abdecken. Nach 30 bis 60 Minuten den Wickel mit lauwarmem Wasser abspülen.

Wein
Weckruf für die Lebensgeister

Feiner Biowein regt die Haut an, pflegt, reinigt und nährt sie: Bei fettiger Haut empfiehlt Großmutters Schönheits-Einmaleins Rotwein (wegen des höheren Gehalts an Gerbstoffen), bei trockener Haut Weißwein. Einfach den Wein auf einen Wattebausch auftragen, damit das Gesicht abtupfen, kurze Zeit einwirken lassen, dann abspülen.

Weizenkleie
Getreiderest als Hautflüsterer

Weizenkleie ist der Rückstand, der beim Mahlen von Getreide nach dem Absieben des Mehls übrig bleibt. Er erfrischt und reinigt die Haut und eignet sich für Gesichtspackungen ebenso wie für Badezusätze und Waschungen, die vor allem der unreinen, fetten Haut helfen. Kleie macht außerdem das Badewasser weich.

Verzeichnis der Anwendungen und Wirkungen

Mundwasser

Peelings

Pickel

Reinigend

Sommersprossen

Zähne

Bezugsquellen

Pflanzenöle, Alkohol, Bienenwachs, Kakaobutter

Kosmetik & Schönheitspflege
Spinnrad GmbH
Kurhausstraße 2
23795 Bad Segeberg
Tel. 0049-(0)4551-808600
www.spinnrad.de

Brennnessel
Türkenstr. 60
80799 München
Tel. 0049-(0)89-3544600
www.Brennnessel-muenchen.de

Getrocknete Kräuter

Wilhelm Lindig Kräuterparadies
Blumenstraße 15
80331 München
Tel. 0049(0)89-265726
www.phytofit.de

Kräuterhaus Anke Maack
Lange Reihe 70
20099 Hamburg
Tel. 0049(0)40-249356
www.kraeuterhaus.net

Danke

Herzlichen Dank an meine Familie und an meine Freunde, die mit mir die vorgestellten Rezepte ausprobiert haben.